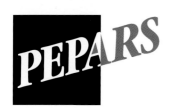

【ペパーズ】
編集企画にあたって…

　現在本邦におけるリンパ浮腫の患者数は 10 万〜15 万人と言われています．先進国におけるリンパ浮腫のほとんどが，癌治療に伴うリンパ節郭清や放射線治療によってリンパ流路が物理的に損傷を受けることで生じる続発性リンパ浮腫です．過去の報告によると，婦人科領域の癌術後リンパ浮腫発症率は 28〜47％（Hong JH ら 2022 年，Ryan M ら 2003 年），乳癌術後リンパ浮腫発症率は 30％（Petrek J ら 1998 年）と報告されており，今後もリンパ浮腫の患者数は増加すると考えられます．顕微鏡下のリンパ管静脈吻合は 1977 年に O'Brian らによって臨床応用されましたが，実際には赤外線カメラとインドシアニングリーンを用いたリンパ管造影が 2008 年に報告されて以降に広く行われるようになりました．一方でリンパ管静脈吻合の効果は手術を受けた患者すべてに認められるわけではなく，さらにリンパ浮腫の病態は水分の貯留から炎症，線維化と様々であり，治療効果を示すエビデンスの高い研究は多くありません．しかし，現在リンパ浮腫の担当科は形成外科であり，リンパ浮腫の治療に足を踏み入れた以上，リンパ浮腫治療の効果と質を向上させることがリンパ浮腫治療に係る形成外科医の使命だと考えています．そのためには，リンパの解剖を理解し，正しい診断と正確な手術を行い，その効果に応じてさらに次の一手を講じる必要があります．また，リンパ浮腫治療を行う上で，弾性着衣に代表される圧迫療法やリンパドレナージの知識も知っておく必要があります．

　今回の特集ではまだリンパ浮腫治療に携わっていない先生が，リンパ浮腫治療を始めるにあたって必要な知識やテクニックを得られるように，解剖から診断方法，理学療法およびリンパ管静脈吻合の方法とその効果に影響を与える静脈の評価，そしてこれらの治療で十分な治療が得られない場合に次の一手となるリンパ節移植や脂肪吸引などの治療方法について，リンパ浮腫治療の第一線で活躍されている先生に執筆をお願いいたしました．本書が多くの形成外科の先生に活用され，少しでも多くの患者さんがリンパ浮腫の悩みから解放されることを祈ります．

　最後になりますが，本企画を担当いただいた全日本病院出版会の鈴木由子様，臨床・研究・教育とお忙しい中，ご執筆いただいた諸先生方に深謝いたします．

2024 年 5 月

塗　隆志

JN022859

KEY
WORDS
INDEX

WRITERS FILE

ライターズファイル（五十音順）

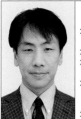

秋田　新介
（あきた　しんすけ）
2002年	千葉大学卒業 同大学形成外科入局
2013年	同大学大学院修了
2013年	千葉県がんセンター形成外科
2015年	千葉大学医学部附属病院形成・美容外科　助教
2017年	同，講師
2021年	同，診療准教授

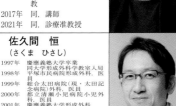

寺口佐與子
（てらぐち　さよこ）
1996年	神戸大学発達科学部養護教諭課程修了
1997年	京都大学医学部付属病院移植外科病棟
2003年	滋賀医科大学看護学修士取得
2006年	京都橘大学看護学部，助教，講師
2012年	天理医療大学看護学科，講師
2015年	大阪医科大学看護学部，講師 同，形成外科内リンパ浮腫看護外来従事
2018年	大阪医科大学，看護学博士取得 同（2021年より大阪医科薬科大学）看護学部，准教授

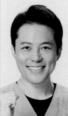

三原　誠
（みはら　まこと）
2002年	福岡大学卒業 虎の門病院外科，レジデント
2005年	東京大学医学部形成外科・美容外科
2008年	Harvard大学医学部移植外科，research fellow
2005年	東京大学医学部形成外科・美容外科
2016年	済生会川口総合病院リンパ外科・再建外科，主任医長
2018年	JR東京総合病院リンパ外科・再建外科センター，医長
2023年	むくみクリニック，院長

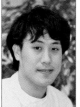

佐久間　恒
（さくま　ひさし）
1997年	慶應義塾大学卒業 同大学形成外科学教室入局
1998年	平塚市民病院形成外科，医員
1999年	総合太田病院（現・太田記念病院）外科，医員
2000年	都立清瀬小児病院小児外科，医員
2001年	慶應義塾大学形成外科，医員
2003年	国立成育医療センター形成外科，医員
2004年	大田原赤十字病院（現・那須赤十字病院）形成外科，診療部長
2006年	横浜市立市民病院形成外科，診療科長
2020年	東京慈恵会医科大学市川総合病院形成外科，講師
2021年	同，診療部長

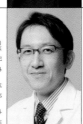

塗　隆志
（ぬり　たかし）
2003年	大阪医科大学卒業 同大学形成外科入局
2005年	埼玉医科大学総合医療センター形成外科，病院助手
2006年	大阪医科大学形成外科，助教
2014年	同，講師
2016年	Chang Gung Memorial Hospital, visiting scholar in craniofacial surgery
2018年	同（2021年～大阪医科薬科大学），准教授

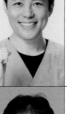

山下　修二
（やました　しゅうじ）
2001年	岡山大学卒業 岡山済生会総合病院
2003年	岡山大学および関連施設，形成外科
2011年	MD Anderson Cancer Center（Texas, USA）形成外科，Visiting Scientist
2012年	岡山済生会総合病院形成外科，医長
2014年	東京大学医学部附属病院形成外科，助教
2016年	同，特任講師
2022年	川崎医科大学形成外科学，主任教授

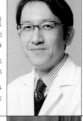

品岡　玲
（しなおか　あきら）
2010年	岡山大学卒業 同大学病院（初期研修）
2012年	同大学病院形成外科入局
2013年	香川県立中央病院形成外科
2015年	岡山大学大学院医歯薬学総合研究科，助教
2021年	同大学病院，助教
2022年	同大学学術研究院むくみを科学する先進リンパ学講座，教授

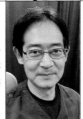

堀　直博
（ほり　なおひろ）
1988年	防衛医科大学校卒業 同大学校初任実務研修
1990年	自衛隊岐阜病院
1992年	防衛医科大学校病院救急部形成外科診療班
1994年	自衛隊岐阜病院
1997年	名古屋大学形成外科
1998年	大垣市民病院形成外科
2001年	名古屋大学形成外科
2002年	小牧市民病院形成外科

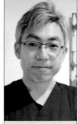

山田　潔
（やまだ　きよし）
1997年	高知医科大学卒業 川崎医科大学形成外科入局
2000年	国立病院四国がんセンター形成外科
2001年	岡山大学形成外科
2004年	川崎医科大学形成外科
2001年	岡山大学大学院
2009年	同大学病院，助教
2018年	同大学臨床リンパ学講座，准教授
2021年	光生病院形成外科・リンパ浮腫治療センター長

塚越みどり
（つかごし　みどり）
1998年	聖路加看護大学卒業
2001年	横浜市立大学大学院医学研究科医学専攻修士課程修了
2005年	同大学医学研究科医科学専攻博士課程満期退学
2005年	同大学医学部看護学科，准教授（基礎看護学）
2007年	医学博士取得（生理系解剖学第二専攻）
2022年	東海大学医学部看護学科，特任教授（基礎看護学）
2024年	同大学医学部看護学科，教授（基礎看護学）

CONTENTS 今すぐ始めるリンパ浮腫治療

編集／大阪医科薬科大学 准教授 塗 隆志

リンパ浮腫治療に必要な基礎知識

リンパ浮腫外来で必要な基礎知識

◆編集顧問／栗原邦弘　百束比古　光嶋　勲
◆編集主幹／上田晃一　大慈弥裕之　小川　令

【ペパーズ】
PEPARS No.210/2024.6◆目次

治療

「PEPARS®」とは Perspective Essential Plastic Aesthetic Reconstructive Surgery の頭文字より構成される造語．

グラフィック リンパ浮腫診断

好評

—医療・看護の現場で役立つケーススタディ—

著者　**前川二郎**（横浜市立大学形成外科　主任教授）

リンパ浮腫治療の第一人者、前川二郎の長年の経験から、厳選された41症例の診断・治療の過程をSPECT-CTリンパシンチグラフィをはじめとする豊富な写真で辿りました。併せて患者さんの職業や既往など、診断や治療において気を付けなければならないポイントを掲載！
是非お手に取りください！

2019年4月発売　オールカラー　B5判　144頁　定価7,480円（本体6,800円＋税）

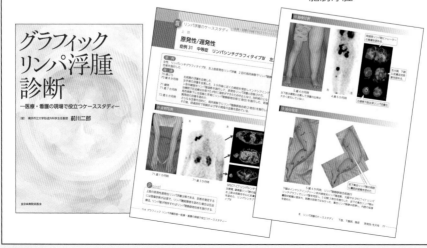

更に詳しい
目次はこちら！

全日本病院出版会　〒113-0033 東京都文京区本郷3-16-4　Tel：03-5689-5989
www.zenniti.com　Fax：03-5689-8030

PEPARS No.210：1-8, 2024

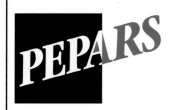

◆特集／今すぐ始めるリンパ浮腫治療

リンパ浮腫治療に必要な基礎知識

リンパ管の解剖

—機能的リンパ解剖，機能的ICG蛍光リンパ管造影検査，リンパ流再建術—

品岡　玲*

Key Words：機能的リンパ解剖（functional lymphatic anatomy），機能的ICG蛍光リンパ管造影（functional ICG fluorescent lymphography），リンパ解剖（lymphatic anatomy），間質造影（indirect lymphography），リンパ浮腫診断（diagnosis of lymphedema），重症度診断（severity assessment），注射部位（injection site）

Abstract　リンパ系の解剖は診断治療の最も基本となる情報である．リンパ系は単なるメッシュワークではなく，リンパ節を中心とした集合リンパ管，前集合リンパ管，皮膚リンパ領域から成り立つ独立したテリトリーの集合体である．下肢の場合，少なくとも4つの独立したテリトリーが存在するため，下肢リンパ浮腫を評価するためにはそれぞれを別に評価する必要がある．またテリトリーの中に障害されにくいテリトリー，されやすいテリトリーが存在するため，それぞれの変化を観ることで個々の患者の重症度を計ることができる．治療を行う際も，それら変化に応じた手術手技，対応が可能である．

はじめに

　リンパ浮腫は，組織におけるリンパのうっ滞が引き起こすむくみであり，単なる腫脹にとどまらず，免疫学的異常も引き起こすと考えられている．がんサバイバーが増加する現代では患者数は増加する一方であり，大きな社会的問題になっている．

　多くのリンパ浮腫はリンパ節郭清術や放射線治療など，がん治療に伴って生じる．またその他原因が不明な原発性リンパ浮腫も少なからず存在し，*FoxC2*，*VEGFR-3*，*SOX18*などの遺伝子異常によるものが指摘されている．しかし筆者の経験では，外傷後や廃用性などがん治療以外を原因

とするリンパ浮腫も多くあり，十分な信頼のある診断法による分類が今後必要である．

　続発性や原発性に関わらず，むくみはリンパの流れ障害により生じるため，画像検査によってリンパ流を評価することは診断上，有益である．特にインドシアニングリーン（ICG）蛍光リンパ管造影法は，むくみや周径差のないsubclinicalな状態のリンパ浮腫の診断も可能であり，早期診断に有用である．また，リンパ流は重症度に応じて変化することが知られており，画像検査は病態を知る上でも有用と考えられる．

　画像診断を行う上で，重要となるのは，正常のリンパ流を知ることと，異常な流れを知ることである．本稿では，最も基本となるリンパの正常解剖と異常解剖をお示しし，さらに診断治療へ応用する際の考え方も紹介する．

＊ Akira SHINAOKA，〒700-8558　岡山市北区鹿田町2-5-1　岡山大学学術研究院むくみを科学する先進リンパ学講座，教授

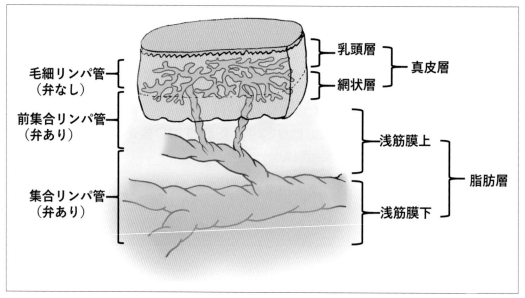

図 1. 皮膚皮下組織リンパ管模式図
毛細リンパ管は真皮乳頭層と網状層の間に存在し，主に間質液の吸収を行う．毛細
リンパ管から集められたリンパは真皮網状層から脂肪層の前集合リンパ管を通り，
集合リンパ管へ流れていく．前集合リンパ管より中枢側には弁構造が存在する．

正常解剖

1．基本構造[1)2)]

リンパ系の構造は，上流より毛細リンパ管，前集合リンパ管，集合リンパ管，リンパ節と分類できる（図1）．以下，皮膚皮下組織の構造を解説する．

毛細リンパ管（−70 μm）は盲端から始まり真皮内で網目状の構造をとる．重要な点は，そこには弁構造がないことである．毛細リンパ管の内腔は1層の内皮細胞に覆われている．内皮細胞は柏の葉のような構造をしており，隣接した内皮細胞が屋根瓦のように重なり合う．その重なりがずれることで間質液が物理的にリンパ系に流入することとなる．毛細リンパ系の外壁には係留線維が停止するが，それは間質の細胞外マトリックスに結び付いており，間質の動きにより内皮細胞の重なりがずれて間質液を毛細リンパ系へ誘導し得る．皮膚の毛細リンパ管は真皮の乳頭層と網状層の間付近に網目構造として存在している．

前集合リンパ管（直径約 150 μm）は一定領域の毛細リンパ管網からのリンパを集める構造となっている．重要な点は，そこから弁構造が出現するということである．さらに前集合リンパ管は真皮内から始まり，まず網状層を走行するということも重要である．真皮内を走行したのちは，皮下組織へと移行し，皮下に走行する集合リンパ管へ合流する．前集合リンパ管は3次元的な網目構造をとる．前集合リンパ管の役割は主にリンパを毛細リンパ管網から集合リンパ管へ導出することであるが，毛細リンパ管から移行する部分では毛細リンパ管様の壁構造をとると言われている．すなわち，間質液を吸収する機能が一部ある．

集合リンパ管は皮下組織に存在する．内膜・中膜・外膜の3層構造を明確に持っており，リンパ管静脈吻合術を行う際は，主なターゲットとなる．弁構造を持っており，中膜に存在する平滑筋は蠕動運動を行うことでリンパ流を促進する．浅筋膜上，浅筋膜下のどちらともに存在し得るが，

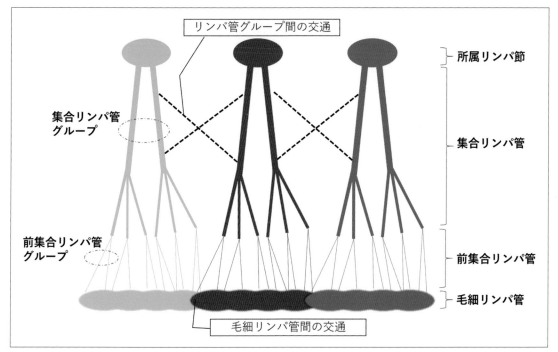

図 2. 皮膚毛細リンパ管，集合リンパ管，リンパ節からなる
テリトリーのイメージ
最小の単位は真皮毛細リンパ管が連なる前集合リンパ管によるテリトリーであり，
それらが集合し集合リンパ管のテリトリーとなる．最終的にはリンパ節ごとのテリ
トリーとなる．

長い走行を持つ主な集合リンパ管は浅筋膜直下に
存在することが多い．枝分かれと再合流を繰り返
しながら走行することが特徴的である．皮下組織
の集合リンパ管は一部筋間の集合リンパ管との吻
合を持っており，下肢においては伏在神経に沿う
もの，鼠径部付近，膝下付近などが報告されてい
る[3]．未報告データだが，筆者は深部集合リンパ
管から皮下集合リンパ管への吻合を鼠径部，膝窩
部で観察したことがある．

2．機能的解剖学

リンパ系の構造は機能と強く関係する．毛細リ
ンパ管網は集合し，集合した前集合リンパ管ごと
にその最小のテリトリーを形成する．さらに前集
合リンパ管が集まる集合リンパ管ごとに集合リン
パ管に応じたテリトリーを形成する．無数に存在
する集合リンパ管は，いくつかのグループに分か
れ，それぞれが強く関係するリンパ節が存在す
る[3]（図2）．独立したテリトリーを形成する傾向は

あるが，毛細リンパ管のテリトリー間，リンパ管
グループ間の交通は存在する．

すでに筆者が論文で報告している下肢で例を示
す．下肢の集合リンパ管は解剖学的特徴より大き
く4つに分かれることを報告している[4)5]．その4
つのグループは膝以下ではほぼ独立しており，特
に足関節レベルで分別が可能である．そのため足
関節を水平断した際の，前内側・前外側・後外
側・後内側を通るため，それをそれぞれの名前と
している．さらに，肉眼解剖を行い，これら4つ
のグループはそれぞれ伴走する静脈が存在するこ
とを示している．特に，後外側グループが小伏在
静脈本幹，後内側グループが大伏在静脈本幹に伴
走するメインのルートであることは，治療上・診
断上，有用な情報である．

これら4つのグループのうち，小伏在静脈に伴
走する後外側グループのみが膝下リンパ節に到達
する特殊なリンパ管グループである．他3つのグ

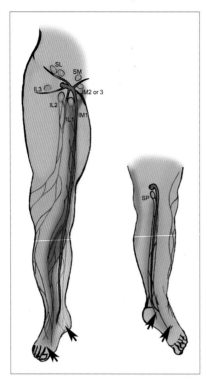

図 3.
注射部位とリンパ管グループ，リンパ管グ
ループとリンパ節の関係
集合リンパ管のグループを示している．
　後内側 PM：黄色
　後外側 PL：赤
　前内側 AM：青
　前外側 AL：緑
PM は大伏在静脈本幹に沿って走行してい
る．PL は小伏在静脈本幹に沿って走行して
いる．
IM：infra medial，IL：infra lateral
SM：supra medial，SL：supra lateral，
SP：superficial popliteal
矢印はおすすめの注射部位 4 点（第 1 趾間，
内果，外果，足背部外側）である（詳細は文献
9 を参考）．
（参考文献 9 より転載，一部改変）

ループは，基本的に鼠径リンパ節に到達する．鼠径リンパ節は大腿静脈-大伏在静脈分岐部中心に円状にリンパ節が存在する．その中で，他 3 つのグループは，主に 2 つのリンパ節に集中して到達する（図 3）．

リンパ浮腫における解剖変化

1．ミクロ変化：組織学的変化

リンパ浮腫の病態の主体はリンパ流の変化による組織のうっ滞であるが，それは周囲の組織の変化を伴う．よく知られているのは，集合リンパ管・脂肪・皮膚の変化である．どの組織も基本的な変化は，炎症と線維化である．リンパ系損傷部位付近の樹状細胞が活性化され，さらに CD4 陽性 T 細胞が活性化される．活性化 CD4 陽性 T 細胞は浮腫部位にて IL-4 や IL-13 などのサイトカイン分泌を促進し，最終的には TGF-β が活性化することで線維化が進行する[6]．

集合リンパ管中膜は肥厚し，最終的にはほぼ閉塞する[7]．真皮は厚くなり，象皮症を発症する．脂肪細胞も線維化を起こすが，脂肪細胞の増大を生じる点が他の組織と異なる点である[8]．リンパ系自体が脂質の運搬を行う機能もあり，その破綻から生じる変化と考えられているが機序は示されていない．

2．マクロ変化：流れ変化

リンパ流の変化はシンチグラフィやジアグノグリーンリンパ管造影などでリンパ流の観察ができる．リンパ流の変化は，流れる集合リンパ管の変化と，いわゆる dermal backflow（DB）の 2 つに大別される．

リンパ流の変化は筆者がすでに報告している下肢を用いて解説する．その傾向として一番重要なのは，ランダムに流れが変化することはなく一定の法則をもって変化するということである．下肢の中では大伏在静脈・小伏在静脈に伴走する後内側・後外側グループが先に障害される傾向が強い．障害された際は，注射部位で DB になりそのグループに造影剤が流れなくなる[9]．他の 2 グループ，前外側・前内側グループは初期に障害され欠損することは少ない．しかし，リンパ浮腫の重症度が進行（国際リンパ学会分類）するとこれらの 2 グループも障害され，最終的にはすべてのリンパ管グループが欠損する（図 4）．

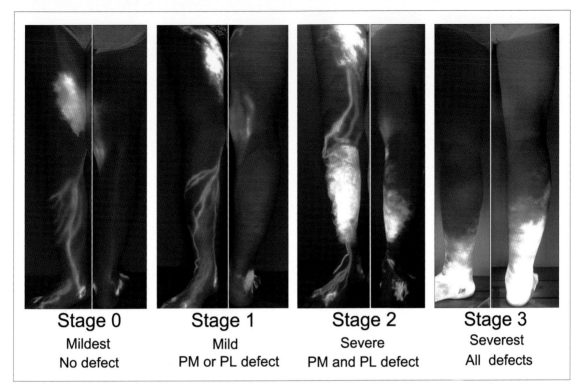

Stage 0	Stage 1	Stage 2	Stage 3
Mildest	Mild	Severe	Severest
No defect	PM or PL defect	PM and PL defect	All defects

図 4. LPad（Lymphatic pathway defect）による下肢リンパ浮腫の重症度分類（LPad severity classification）
DB は出現するがリンパ管グループの欠損がないものを stage 0，PM もしくは PL
が欠損するものを stage 1，PM と PL の両方とも欠損するものを stage 2，PM と PL
の欠損に加え AM と AL の両方が欠損するものを stage 3 とする．
Posteromedial（PM）：黄　　　Posterolateral（PL）：赤
Anteromedial（AM）：青　　　Anterolateral（AL）：緑

（参考文献 9 より転載）

DB の存在はリンパ浮腫診断に重要である．DB
は先述の毛細リンパ管に造影剤が逆流するのを主
に観察している．しかしいわゆる splash は前集合
リンパ管レベルを観察していると思われる．重要
なことは，DB はあくまで真皮内に存在するとい
うことである．そのため皮下に触知やエコーで観
察できる水分とは若干のずれが生じる．DB の存
在はリンパ系のうっ滞から皮膚への逆流という所
見であり，リンパのうっ滞を推測するために重要
な所見である．初期には DB は主に鼠径部に生じ
得るが，原発性や外傷性である場合は末梢側に生
じ得る．その際はリンパ管グループと同様に後内
側・後外側グループつまり内果や外果付近に生じ
ることが多い（図 5）．

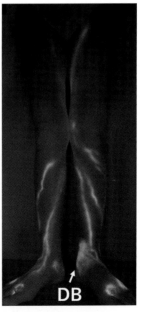

図 5. ICG リンパ管造影検査パノラマ写真
左下肢の後内側，前内側リンパ管グループが欠損し
ており，局所的な DB が内果付近にのみ確認できる．
内果付近の DB は残存する前外側リンパ管グループ
へと流れており，リンパの流れ変化が観察できる．

解剖学的知識の応用：検査
（主に機能的ICG蛍光リンパ管造影検査について）

　筆者は，前述した注射部位を用いて機能的なリンパ流をイメージしながら観察するICG蛍光リンパ管造影法を『機能的ICG蛍光リンパ管造影法（functional ICG fluorescent lymphography）』と呼んでいる．機能的ICG蛍光リンパ管造影検査を行う際に，いくつかの重要なポイントがある．まずは検査をする際の注射部位の組み合わせである．先述した通り，下肢の中には少なくとも独立した4つのリンパ管グループが存在しており，それぞれに独立してDBが出現する可能性がある．そのためそれぞれ4つを評価することが重要である．注射部位のおすすめは解剖研究より図3の通りである．2つ目のポイントは，DBだけではなく，リンパ管グループの欠損も診断基準に含めることである．正常では存在するはずのリンパ管グループがリンパ浮腫予備軍の患者所見では欠損することがある．DBの存在のみでリンパ浮腫診断を行うと早期のリンパ浮腫を見逃す可能性がある．3つ目のポイントは，DBの出現はあくまで逆流なので運動負荷によって出現率が異なるということである．特に早期のリンパ浮腫は逆流所見が弱いため，安静のみではDBが生じないことがある．下肢の場合は少なくとも15分以上の歩行運動を加えた後に，最終的な診断を行うことをおすすめする[10]．

解剖学的知識の応用：治療
（主にリンパ流再建術について）

　リンパ浮腫治療（主にリンパ管静脈吻合術；LVA）を行う際に，正常解剖を理解すること，患者ごとの変化を理解することが重要である．LVAの目的はリンパ系から静脈系へのドレナージルートを作成し，リンパのうっ滞を改善することである．LVAは手技の名称であるため，筆者はLVAでドレナージルートを作成することを『リンパ流再建術』と呼んでいる．

　適切にリンパ流を再建するために，どのリンパ管グループの流れがブロックされているか，どのレベルでブロックされているかを適切な注射部位のリンパ管造影法をもって把握する．その際にはすぐに運動するのではなく，安静にし，少しずつ集合リンパ管を指で押すようにしながら，可視化していく．DBが広がってしまうと必要な集合リンパ管が見えなくなってしまうため，慎重に行うことが重要である．また，LVAの際には中枢側への追加の造影剤の皮下注射が必要かとの質問をよく受けるが，我々は特に追加することはしていない．下肢の場合，少なくとも膝以下の主な集合リンパ管は末梢側の4つの注射部位で可視化されており，LVAに適した浅筋膜下の集合リンパ管は追加で描出される可能性は少ない．しかし，大腿部外側など，筆者が提唱する注射部位では可視化しにくい部位が存在することには注意が必要である．膝以下のリンパ系がすべて損傷されており，大腿部のみLVAできる集合リンパ管がある可能性がある際は適宜追加されたい．

　図6は上肢リンパ浮腫患者の術前の機能的ICG蛍光リンパ管造影法の所見図と実際のリンパ流再建術のLVA選択部位である．肩に向かうリンパ管グループはintactであったためLVAは行わなかったが，その枝は肘付近でDBと変化していたためそこで1か所吻合した．さらに前腕腹側にはDBの下に隠れるように，集合リンパ管内をレトログレードに逆行するリンパ管を見つけたためその合流部位を吻合した．

おわりに

　効果的なリンパ浮腫治療を行うためには，適切な検査によりリンパ流の変化まで把握し，それを再建するLVAを行う必要がある．まずは適切な注射部位によるICG蛍光リンパ管造影法から始めてもらいたい．さらに，手術治療だけでなく，複合的治療を組み合わせていくことも重要である．複合治療の理解・施行は外科医だけでは難しい．そのため，よい治療のためには，リハビリテー

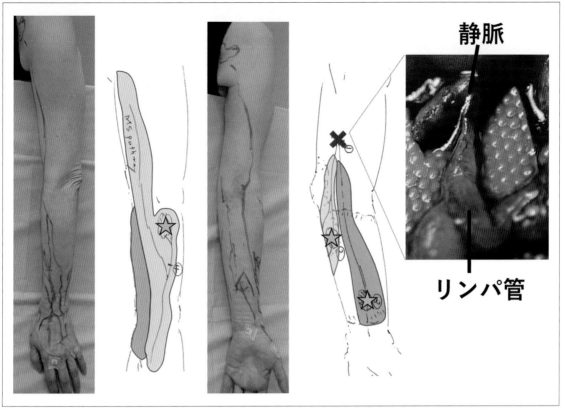

静脈

リンパ管

図 6. 左上肢続発性リンパ浮腫に対するリンパ流再建術のデザイン

肩に向かうリンパ管グループの流れ（青）は阻害されておらず，そのリンパ系は
LVA しなかった．しかし肘付近で DB（☆）が出現しており，その付近で 1 か所 LVA
している．また，前腕腹側には 2 つのリンパ管グループ（赤と緑）が合流するポイン
トでレトログレードに逆流しており，そのポイントで LVA を 1 か所行っている．
写真の通り腫れたリンパ管が観察された．

ションスタッフや看護師などチームを形成するこ
とが必須になる．

参考文献

1) 大谷　修ほか：リンパ管　形態・機能・発生. 大
　谷　修編. 1-10, 西村書店, 1997.
　Summary　リンパ管の構造機能をまとめた
　landmark 的な著書である.
2) Kubik, S.：Textbook of Lymphology for physi-
　cians and lymphedema Therapists. 1st ed. Foldi,
　M., et al., ed. 1-39, 2000.
　Summary　リンパ浮腫セラピストのためのテク
　ストブック. 基礎医学的な情報も重質している.
3) Shinaoka, A., et al.：Lower-limb lymphatic drain-
　age pathways and lymph nodes：A CT lym-
　phangiography cadaver study. Radiology. 294：
　223-229, 2020.

　Summary　下肢リンパ管グループとそれが接続
　するリンパ節の関係を示している.
4) Shinaoka, A., et al.：A fresh cadaver study on
　indocyanine green fluorescence lymphogra-
　phy：A new whole-body imaging technique for
　investigating the superficial lymphatics. Plast
　Reconstr Surg. 141：1161-1164, 2018.
　Summary　新鮮屍体で ICG 蛍光リンパ管造影検
　査が簡単に応用でき得ることを示した論文であ
　る.
5) Shinaoka, A., et al.：Correlations between tracer
　injection sites and lymphatic pathways in the
　leg：A near-infrared fluorescence lymphogra-
　phy study. Plast Reconstr Surg. 4：634-642,
　2019.
　Summary　下肢の間質リンパ管造影法の注射部
　位を決定すべく下肢全体のリンパ管のグループ
　分類を明らかにし，それを確実に造影できる注射

部位を 100 肢を超える新鮮屍体で示している.

6）Zampell, J.C., et al.：CD4＋cells regulate fibrosis and lymphangiogenesis in response to lymphatic fluid stasis. PLoS One. **7**：e49940, 2012.
　Summary　リンパのうっ滞が引き起こす線維化やリンパ管新生を CD4 陽性細胞に着目し報告している.

7）Koshima, I., et al.：Ultrastructural observations of lymphatic vessels in lymphedema in human extremities. Plast Reconstr Surg. **97**：397-405, 1996.
　Summary　リンパ浮腫における集合リンパ管の変性を組織学的に報告している.

8）Tashiro, K., et al.：Pathological changes of adipose tissue in secondary lymphoedema. Br J Dermatol. **177**：158-167, 2017.
　Summary　リンパ浮腫における脂肪変性を免疫細胞に着目し報告している.

9）Shinaoka, A., et al.：A new severity classification of lower limb secondary lymphedema based on lymphatic pathway defects in an indocyanine green fluorescent lymphography study. Scientific Reports. **12**：309, 2022.
　Summary　リンパ管グループ欠損パターンによる下肢リンパ浮腫の重症度を多変量解析を用いて示している.

10）Matsumoto, K., et al.：Exercise-loaded indocyanine green fluorescence lymphangiography for diagnosing lymphedema. J Reconstr Microsurg. **35**：138-144, 2019.
　Summary　ICG 蛍光リンパ管造影における運動負荷の効果を前向き研究により示している.

PEPARS No.210：9-16, 2024

◆特集／今すぐ始めるリンパ浮腫治療

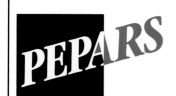

リンパ浮腫治療に必要な基礎知識
リンパ浮腫の画像診断

秋田　新介*

Key Words：リンパ浮腫(lymphedema)，リンパシンチグラフィ(lymphoscintigraphy)，インドシアニングリーン蛍光リンパ管造影(indocyanine green fluorescent lymphography)，超音波検査(ultrasound examination)，外科治療(surgical treatment)

Abstract　　リンパ浮腫に対する外科治療の歴史は非常に古いが，近年保存治療と組み合わせて広く実施されるようになった背景にはスーパーマイクロサージャリー技術と画像診断を中心とした診断方法の発展によるところが大きい．リンパ浮腫の画像診断は，外科治療を適応するにあたって，① 診断，② 重症度評価，③ 手術計画，④ 術中検査，⑤ 術後評価など，様々な場面において，客観的所見に基づいた判断を可能とし，治療成果の向上に貢献できる．本稿では，リンパ浮腫の代表的な画像診断方法であるリンパシンチグラフィ，インドシアニングリーン蛍光リンパ管造影，超音波検査を中心として，それぞれの段階での適用について記載する．保存治療の軽減の可否の判断や新規治療方法の評価など，リンパ浮腫診療の今後の進歩のためには，治療後の客観的評価方法の標準化が望まれる．

診　断

　リンパ浮腫は，「浮腫」という幅広い病態において観察され得る症状の原因の1つであり，他の原因が併存したり，交絡したりしていることも少なくない．画像診断はリンパ流路における異常を明確に示すことができるためリンパ浮腫診断において最も重要であるが，鑑別すべき他の疾患，病態の理解も併せて必要である．

　がん治療後の慢性期に徐々に進行してきた左右非対称性の続発性リンパ浮腫については，臨床症状からリンパ浮腫であるという診断自体は容易である．ただし，婦人科悪性腫瘍術後の下肢浮腫の場合，深部静脈血栓の既往を有していることは決して稀ではない．深部静脈血栓後症候群においては，静脈還流についての評価が必要である．リンパ浮腫の病態の精査において静脈評価については

非常に重要な事項であり，別稿に譲る．また，悪性腫瘍術後の患者において，原疾患の局所再発またはリンパ節再発については，常に念頭に置くべき事項であり，特にがん治療を行った診療科のフォローが終了している場合には，形成外科受診前に精査がなされていないことが多く，注意を要する．

　リンパ浮腫診療を行っている診療科には，原因が明らかでない浮腫の患者が原発性リンパ浮腫疑いとして多く紹介受診するが，浮腫の原因は非常に多岐に亘る．両側性の場合はまず全身性の浮腫にかかわる諸疾患，あるいは体幹よりも中枢側に原因のある浮腫を想起するが，左右差がある場合にも局所炎症や静脈など，リンパ流路以外の鑑別疾患の検証も必要である(表1)．1つ1つの検査の詳細については成書に譲るが，これらの鑑別疾患の候補となる病態は，リンパ浮腫と併存して生じるものもある．特に脂肪性浮腫や静脈性浮腫は，二次的にリンパの運搬機能に影響を及ぼし，リンパ浮腫の画像検査においても異常所見が観察され得る．

---

* Shinsuke AKITA，〒260-8677　千葉市中央区亥鼻1-8-1　千葉大学医学部附属病院形成・美容外科，診療准教授

表 1. むくみの原因となる病態

局所浮腫に影響する病態	全身浮腫に影響する病態
• 深部静脈血栓症 • 関節炎 • 悪性腫瘍の浸潤	• 心不全 • 廃用性浮腫 • 静脈機能不全 • 肝機能不全 • 腎機能不全 • 低蛋白血症 • 甲状腺機能低下症 • その他の内分泌疾患 • 薬剤性浮腫 • 脂肪性浮腫 • 炎症性疾患

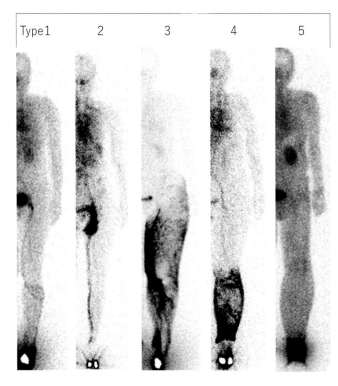

図 1.
下肢リンパシンチグラフィによるリンパ浮腫の分類(Maegawa et al の Type 分類)
Type 分類は,主として続発性リンパ浮腫の重症度と相関する.Type 1 ではリンパ節の描出は減少するものの,dermal backflow は観察されない.Type 2 は大腿,Type 3 は大腿および下腿,Type 4 は下腿に dermal backflow が観察される.最重症の Type 5 ではトレーサーは注入部位からほとんど移動が観察されない.

リンパ浮腫以外の疾患の除外や病態に影響を与える疾患の把握を行った上で,リンパ浮腫の確定診断を行う目的で,リンパシンチグラフィやインドシアニングリーン(ICG)蛍光リンパ管造影などの検査が実施される.2023 年 12 月現在,本邦ではリンパシンチグラフィ検査のみが保険診療でリンパ浮腫の診断目的の評価方法として実施可能な検査であるため,リンパシンチグラフィについてまず重点的に述べ,ICG 蛍光リンパ管造影についてはリンパシンチグラフィと比較した場合の有用性に関する最近の見解を示す.
　リンパシンチグラフィは放射性同位元素を含む

薬剤を指間,趾間に皮下注射し,リンパ管に取り込まれリンパ管系を移動する経路を撮影,観察する画像検査である.リンパ浮腫の評価方法としての歴史は古く,1980 年代から採用されてきた.観察可能深度に限界がないため,リンパ流の全体像を把握するのに適している.リンパ浮腫の評価としては,トレーサー注入後短時間での描出(早期相)と時間をおいてからの描出(晩期相)を用いて,正常では集合リンパ管のリンパ流路が線状に描出され(linear pattern),所属リンパ節は明確に描出される.所属リンパ節への集積の遅延の有無,正常解剖の領域に沿った linear pattern,皮膚への

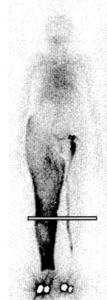
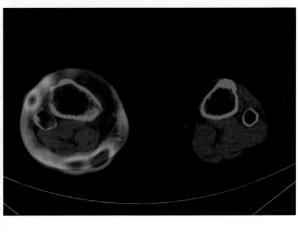

図 2.
リンパシンチグラフィと SPECT/CT
所見
    a：右下肢片側性リンパ浮腫のリン
      パシンチグラフィ所見
    b：a の黄色線断面における
      SPECT/CT 画像．右下腿近位のト
      レーサーは屈側および伸側外側に
      集積していることがわかる．
      SPECT/CT を使用することでリ
      ンパシンチグラフィのみでは観察
      し得ない 3 次元的なリンパ流路，
      dermal backflow の位置が観察で
      きる．

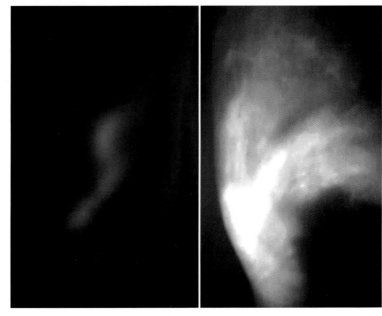

図 3.
インドシアニングリーン(ICG)蛍光
リンパ管造影における linear pat-
tern と dermal backflow pattern
    a：Linear pattern
    b：Dermal backflow pattern

逆流現象(dermal backflow)，側副リンパ流路形成などの所見からリンパ機能の評価が可能であり，リンパ浮腫の診断と分類が可能である(図 1)[1]．さらに，角度可変式ガンマカメラと CT が一体となった装置である SPECT/CT 装置を用いると，皮下の流路と深部の流路の弁別が可能であり，3 次元的なリンパ流路を把握することができる(図 2)[2]．

  ICG 蛍光リンパ管造影はインドシアニングリーンを皮下注射し，診察室で近赤外線カメラを用い

てリンパ流路を観察する画像検査である．2007 年に報告され，本邦でリンパ管機能検査として広く有用性が示されてきたが，リンパ浮腫の診断目的で本検査方法は保険収載されていない点には運用上の注意が必要である(2023 年 12 月時点)[3][4]．使用薬剤にヨードを含むため，ヨードアレルギーの場合には使用不可となる．ICG 蛍光リンパ管造影についても，早期相と晩期相の両方で linear pattern と dermal backflow の範囲を観察することでより多くの情報が得られる(図 3)．リンパ浮腫で

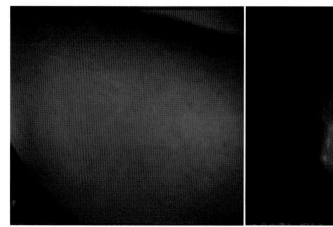
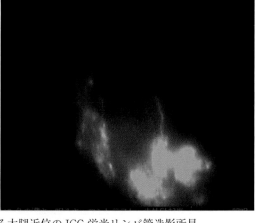

図 4. 左下肢早期リンパ浮腫における大腿近位の ICG 蛍光リンパ管造影所見
晩期相においてのみ，大腿近位内側に dermal backflow が観察された.

あるかどうかの診断は晩期相の画像のみからでも可能であるが，早期相で linear pattern が見られた領域が経時的に dermal backflow に覆われてしまうため，晩期相の観察のみでは後に述べる手術のプランニングの情報としては不十分である．ICG 蛍光リンパ管造影の限界として，体表面から 20 mm を超えて深いリンパ管は描出されないため，BMI の高い患者や周径が極めて大きなリンパ浮腫患者においては得られる情報が少ない.

これまでの臨床研究では，続発性リンパ浮腫においてICG 蛍光リンパ管造影はリンパシンチグラフィと比較して早期の軽微な異常所見を検出できる可能性が指摘されている[5]．下肢において観察される典型的な早期リンパ浮腫の ICG 所見は，晩期相で大腿近位内側領域に dermal backflow が観察される所見である（図 4）．また，前向き研究にて，専門施設において臨床所見と画像検査所見を含めて総合的に判断した手術適応の判定結果と，第三者施設でICG 蛍光リンパ管造影の所見のみをもとに行った手術適応の有無の判定結果の一致率は，リンパシンチグラフィの所見のみをもとに判定した際の一致率よりも高かったという結果が得られており，ICG 蛍光リンパ管造影所見は術前の手術適応の判定において有用な情報が得られると考えられる[6]．

重症度評価

画像診断におけるリンパ浮腫の重症度評価についても，保険診療で実施可能なリンパシンチグラフィによる分類は広く適用しやすい．Maegawa らの報告した分類方法は判断基準が明確であり広く用いられている（図 1）[1)7]．最も初期の Type 1 ではリンパ節の描出は減少するものの，dermal backflow は観察されない．これに対し，Type 2〜5 にかけて，中枢側から dermal backflow が末梢に拡がり，重症化すると徐々に末梢にトレーサーがとどまる所見が観察されるようになる．この分類は典型的な続発性リンパ浮腫におけるリンパ運搬機能低下の進行と一致していると言える．一方で，原発性リンパ浮腫や，続発性リンパ浮腫においてもすでに治療介入が行われている例，長期経過において加齢性のリンパ管機能低下を合併している例などにおいては，必ずしも典型的な Type 分類通りの所見を示さない．一般にトレーサーは末梢の皮下にのみ注射されるため，遠位が病変の主体で近位に機能的なリンパ管が残っているような症例では，機能的な集合リンパ管を必ずしも描出できない点に注意が必要である．

ICG 蛍光リンパ管造影においても ICG dermal backflow stage 分類は典型的にはリンパ浮腫の Type 分類と同様に進行していく所見が観察される[5]．ICG 蛍光リンパ管造影においては診察室で

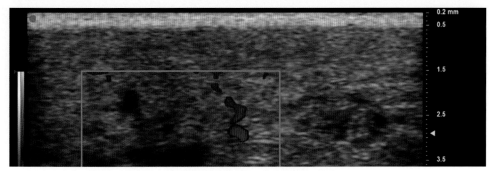

図 5. 超音波検査によるリンパ管と静脈の精査
浅筋膜下でリンパ管を同定し，サイズがマッチする静脈を探索する.

直接観察するため．近位側にICGを追加で皮下注射し，観察したい領域のリンパ管機能を検査できる点が利点である．ただし，前述の通り，皮膚表面からの観察可能な深度に限界がある．

手術計画

現在，外科治療を計画するにあたっての標準的な戦略は確立していない．本邦において主として実施されている外科治療手技はリンパ管静脈吻合手術(lympho-venous anastomosis；LVA)であり，血管柄付きリンパ節移植術(vascularized lymph node transfer；VLNT)，脂肪吸引，切除を伴う減量手術なども併用されるか，単独で用いられている．LVAの比重が大きいことは本邦における特徴であり，現時点で国際的に標準化されているわけではない．

外科治療を計画する上で，リンパシンチグラフィにおいても，ICG蛍光リンパ管造影においても，早期相の所見は重要である．これは，早期相において linear pattern が観察された場合においても，晩期相においては，linear patten に dermal backflow が重なって視認不可能となる場合があるためである．また，正常のリンパ管解剖として lymphosome concept が広く知られており，末梢の皮下注射のみではリンパ管が描出されない領域が存在する[8]．リンパ流を詳細に分析するには注射部位を追加して自由に観察部位を決定できる

ICG蛍光リンパ管造影は大変有用である．

LVAやVLNTにおける切開部位の決定方法や採取部位の決定方法にはコンセンサスはなく，具体的なプランニングは別稿に譲るが，LVAの切開部位を決定する上でICG蛍光リンパ管造影における dermal backflow が始まる点は重要な境界であると考えられる．また，VLNTにおいて，ドナーサイトが腋窩や鼠径部の場合，リンパ節弁の採取の際に四肢のリンパ管を損傷し，新たなリンパ浮腫を発生することを予防する必要があるが，この際に，ICG蛍光リンパ管造影によって四肢からのリンパ液の流入路と流入するリンパ節を同定しておくことは有用な方法である(reverse mapping)[9]．

術前プランニングにおいて，近年，超音波検査の有用性は非常に高くなってきている．血管解剖およびリンパ管系の解剖の双方を観察する手法が確立されつつあり，集合リンパ管の観察については，特に拡張したリンパ管は非常に観察がしやすいが，超高周波超音波機器を用いることで，血管との位置関係やリンパ管の合流や分岐などの微細な観察が可能である(図5)[10]．鼠径部のリンパ節や輸入，輸出リンパ管の観察は輸出リンパ管吻合の適応の検討に重要であり，VLNTのドナーとして使用する部位においても，リンパ節栄養血管の血管解剖の術前検査として重要である[11]．

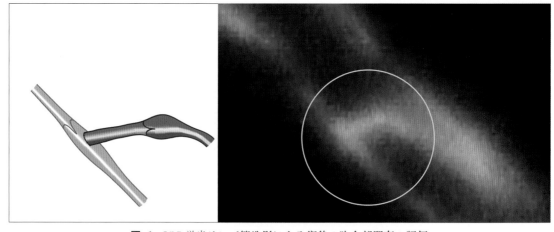

図 6. ICG 蛍光リンパ管造影による術後の吻合部開存の評価
側端吻合後 1 年後の吻合部開存の確認. 黄色丸部が吻合部

術中画像検査

　術中画像検査として, ICG 蛍光リンパ管造影は, LVA の吻合部の開存の確認方法としての有用性が報告されている. また, 近年, リンパ管ワイヤを LVA 術中に使用することによるリンパ管解剖の確認方法が報告されているが, ワイヤの先端の確認には X 線透視画像や超音波検査が用いられる[12].

　皮弁移植後の移植組織とレシピエントの間のリンパ管新生には, 解剖上のリンパの軸性が重要であることが知られている[13)14]. VLNT をはじめとする組織移植手術においては挙上した皮弁組織内のリンパ流路の確認に ICG 蛍光リンパ管造影を実施することで, リンパ節弁の配置を計画することができる. ただし, ICG 蛍光アンギオグラフィによって皮島やリンパ節への血行を確認する場合には, 所見が確認不能となるため, 順序立てて検査を施行するか, リンパ流路の確認を青色色素とするか, 事前に計画しておく必要がある.

術後の機能評価

　リンパ浮腫外科治療後評価には様々な指標がある. 患者の QOL の改善に直接関与する体積変化, 蜂窩織炎の頻度の変化, 圧迫療法からの離脱などの臨床所見は重要な項目であるが, 保存療法や運動習慣, 体重変化など, 様々な手術の直接的な効

果以外の因子がバイアスとなり得る. 画像診断による機能評価にもこれらの手術の直接的な効果以外の因子は影響する可能性があるが, より客観的に治療成果を観測することができると考えられる.

　画像評価には大きく分けて 2 種類あり, 1 つは吻合部の開存や移植リンパ節の機能的な生着など, 手術で意図した成果の術後の持続的な効果の維持を確認する目的のものである. 吻合部の開存の確認は, ICG 蛍光リンパ管造影が, 観察可能な深度に限界があるものの, 診察室で実施可能で使用しやすい(図 6). 移植したリンパ節は血流がリンパ節門に向かい一対の動静脈の開存と, 層構造が維持されていることの観察が重要である.

　もう 1 つは LVA による dermal backflow 範囲の減少や組織移植後に新たに観察される流路の出現など, リンパ運搬機能の回復に伴うリンパうっ滞所見の改善の確認である(図 7). ICG 蛍光リンパ管造影およびリンパシンチグラフィ, いずれを用いることでも実施可能であるが, 移植組織への集積の観察は, ICG 蛍光リンパ管造影では観察可能な深度に限界があり, リンパシンチグラフィでは, 描出されなかった場合に追加皮下注射を実施することが困難であるという制限があり, それぞれ標準化には至っていない. リンパ管機能の回復の確認や, さらに圧迫療法軽減後に機能障害の再発がないかどうかの指標には術後定期的にリンパ管機能を評価することが必要である. さらに, リ

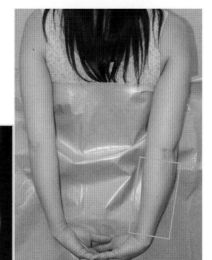
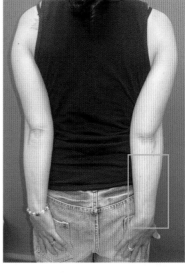
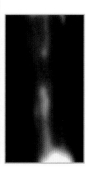

図 7. リンパ管静脈吻合術前，術後における ICG 蛍光リンパ管造影所見の改善
乳がん術後右上肢リンパ浮腫に対する LVA 後，dermal backflow は消失し，弾性
着衣の使用は不要となっている．

ンパ管新生療法のような新たな治療方法が報告されており，適切な機能回復評価方法の標準化が望まれる[15]．

まとめ

リンパ浮腫診療において，画像診断を用いて確定診断，治療計画，術中，術後評価を行うことは，明日から始めるリンパ浮腫診療で目の前の患者さんの治療成果を客観的に示す意義があるのと同時に，偏りの少ない外科治療の適応や治療後評価が可能になると考えられる．リンパ浮腫に対する外科治療全体としては，客観的指標に基づく標準化によって適切な治療時期や方法についての見解が深まることが期待される．

参考文献

1) Maegawa, J., et al.：Types of lymphoscntigraphy and indcations for lymphaticovenous anastomosis. Microsurgery. **30**：437-442, 2010.
2) Koike, T., et al.：Visualization of lower extremity lymphedema in the same cohort using 99mTc-human serum albumin and 99mTc-phytate lymphoscintigraphy with SPECT-CT. Lymphology. **55**：1-9, 2022.
3) Unno, N., et al.：Preliminary experience with a novel fluorescence lymphography using indocyanine green in patients with secondary lymphedema. J Vasc Surg. **45**：1016-1021, 2007.
4) Ogata, F., et al.：Intraoperative lymphography using indocyanine green dye for near-infrared fluorescence labeling in lymphedema. Ann Plast Surg. **59**：180-184, 2007.
5) Akita, S., et al.：Comparison of lymphoscintigraphy and indocyanine green lymphography for the diagnosis of extremity lymphoedema. J Plast Reconstr Aesthet Surg. **66**：792-798, 2013.
Summary　リンパシンチグラフィと ICG 蛍光リンパ管造影の所見の一致度を比較した．ICG 蛍光リンパ管造影の方が初期の異常を検出できる可能性があることを示した．
6) Akita, S., et al.：A phase Ⅲ, multicenter, single-arm study to assess the utility of indocyanine green fluorescent lymphography in the treatment of secondary lymphedema. J Vasc Surg

Venous Lymphat Disord. **10**：728-737, 2022.

Summary　多施設前向き試験で，ICG 蛍光リンパ管造影の診断，術前検査，術中評価としての有用性を示した．

7) Mikami, T., et al.：Classification of lymphoscintigraphy and relevance to surgical indication for lymphaticovenous anastomosis in upper limb lymphedema. Lymphology. **44**：155-167, 2011.

8) Suami, H.：Lymphosome concept：Anatomical study of the lymphatic system. J Surg Oncol. **115**：13-17, 2017.

9) Akita, S., et al.：Contribution of simultaneous breast reconstruction by deep inferior epigastric artery perforator flap to the efficacy of vascularized lymph node transfer in patients with breast cancer-related lymphedema. J Reconstr Microsurg. **33**：571-578, 2017.

Summary　腹部皮弁と鼠径リンパ節を用いた血管柄付きリンパ節移植手術について，術式の詳細についての記載と治療結果の検証を行つた．

10) Hayashi, A., et al.：Intraoperative imaging of lymphatic vessel using ultra high-frequency ultrasound. J Plast Reconstr Aesthet Surg. **71**：778-780, 2018.

11) Akita, S., et al.：Intraoperative detection of efferent lymphatic vessels emerging from lymph node during lymphatic microsurgery. J Reconstr Microsurg. **35**：372-378, 2019.

Summary　リンパ外科における輸出リンパ管の描出とその手術中の活用方法について記載した．

12) Akita, S., et al.：A lymphatic wire in lymphaticovenular anastomosis. J Plast Reconstr Aesthet Surg. **82**：127-129, 2023.

13) Yamamoto, T., et al.：Lymph flow restoration after tissue replantation and transfer：Importance of lymph axiality and possibility of lymph flow reconstruction without lymph node transfer or lymphatic anastomosis. Plast Reconstr Surg. **142**：796-804, 2018.

14) Akita, S., et al.：Where does subcutaneous lymph from the chest wall flow into after mastectomy? J Plast Reconstr Aesthet Surg. **74**：2856-2862, 2021.

Summary　腹部皮弁移植後，皮弁からのリンパ流がレシピエントの胸部でどのように再生するかを検証した．

15) Nguyen, D., et al.：Lymphatic regeneration after implantation of aligned nanofibrillar collagen scaffolds：Preliminary preclinical and clinical results. J Surg Oncol. **125**：113-122, 2022.

◆特集／今すぐ始めるリンパ浮腫治療

リンパ浮腫外来で必要な基礎知識
弾性着衣

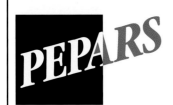

塚越　みどり*

Key Words：外来（outpatient office），弾性着衣（compression garments），圧迫下の運動（exercise under compression）

Abstract　　リンパ浮腫における複合的治療の中心となる圧迫療法は，長期にわたる継続が必要となる．患者によってリンパ浮腫の重症度や身体機能は異なり，年齢も小児から高齢者まで多岐にわたる．リンパ浮腫外来では，患肢の浮腫，周径の計測，体重，握力測定，弾性着衣の着脱などを観察し，適切な弾性着衣が選択できているかを判断する．特に後期高齢期の患者は，筋力低下，整形外科疾患，認知症状の出現によって身体機能の低下が急激に生じる症例もあり，弾性着衣の再調整や家族を含めた指導が必要になる．

はじめに

リンパ浮腫の複合的治療のなかで中心となるのは圧迫療法であり，弾性着衣や弾性包帯を用いて患肢の圧迫を行う．外来には幅広い年代の患者が通院するため，リンパ浮腫の重症度や身体機能，原因疾患や治療歴，日中の活動範囲，ライフステージに応じて適切な圧迫，継続可能な圧迫ができるような対応が必要である．弾性包帯は，患肢の形状に合わせやすいという利点がある一方で，着用中に緩みやすく圧が変わることもあるため，弾性着衣での圧迫を継続する症例は多い．現在，筆者が関わるリンパ浮腫外来では，弾性着衣（弾性ストッキング，弾性スリーブ，弾性グローブ）による圧迫を継続する患者が多数を占める．近年は高齢期の患者が増え，身体機能や認知機能の低下に伴い，圧迫方法や弾性着衣の種類を変更する症例も多い．今回は，弾性着衣の種類や特徴，外来における弾性着衣の調整，弾性ストッキング・圧迫療法コンダクター，圧迫下の運動について述べる．

弾性着衣

1．弾性着衣の種類

弾性着衣は丸編み・平編みの2種類に大別される（図1）．丸編みは，編み機が筒状で縫い目のない着衣として仕上がる．平編みは2枚の生地を縫い合わせるため，縫い目のある着衣として仕上がるが，縫い目が目立たない平編み製品もある．弾性着衣の伸び硬度は，丸編みに比して平編みの方が大きいため[1]，丸編みは軽症から中等症，平編みは中等症から重症の患者で使用する．丸編みは

* Midori TSUKAGOSHI，〒259-1193　伊勢原市下糟屋143　東海大学医学部看護学科基礎看護学，教授

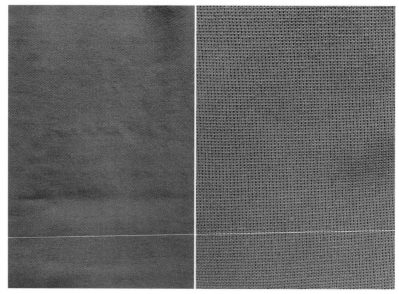

a．丸編み　　　　　　　　　　　b．平編み

図 1．丸編み，平編み弾性着衣の生地

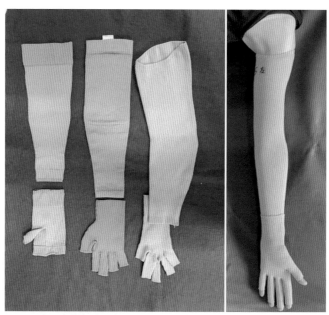

a．左：丸編み弾性スリーブ・グローブ
　　中：丸編み弾性スリーブ・グローブ
　　右：平編み弾性グローブ・スリーブ

b．平編み着用例

図 2．丸編み・平編み弾性グローブ・弾性スリーブ

伸縮性に富み，生地もなめらかで見た目も市販の
ストッキングと大きな差はない．しかし，平編み
は，丸編みよりも生地が厚くて伸びにくく，硬い
ため，履きづらさがある上，整容的な面でも着用
が難しい患者もいる．

2．日中の弾性着衣の着用

通常は，起床時から就寝前までの着用となる．
着用部位別には，上肢は弾性スリーブ，手背や手
指は 5 本指タイプの弾性グローブや親指と 4 指の
2 つに分かれたミトンタイプでの圧迫となる（図
2)．下肢の弾性着衣は複数の形状があり，ハイ

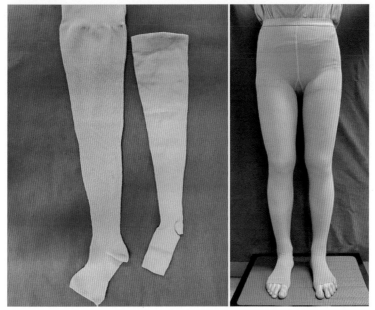

a．丸編み弾性ストッキング　　　　　b．着用例

図 3．丸編み弾性ストッキング

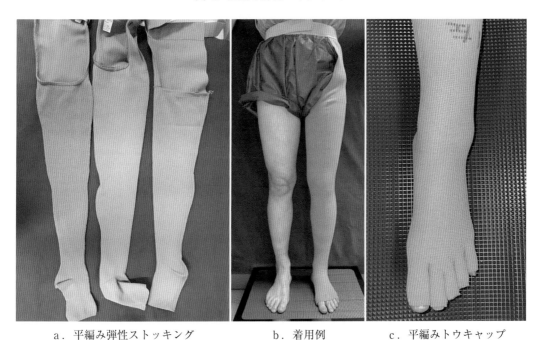

a．平編み弾性ストッキング　　　　b．着用例　　　　c．平編みトウキャップ

図 4．平編み弾性ストッキング

ソックス・ロングストッキング，ウエストベルト付き片足ストッキング，パンティーストッキング，片脚パンティーストッキングなどに加え，つま先部分の有無が選択できる（図3，4）．メーカーによっては，ベージュ，ブラック色以外にブラウン，グレー，イエロー，ワイン，マゼンダなどの色も選ぶことができる．さらに，足背や足趾の浮腫がある場合は，必要に応じてトウキャップ（フットキャップと呼ぶこともある）を用いる（図4-c）．これらの弾性着衣は，サイズが規定された製品と医療者の採寸によるオーダーメイド作製が可能な製品があり，患肢の浮腫の状態や形状，生

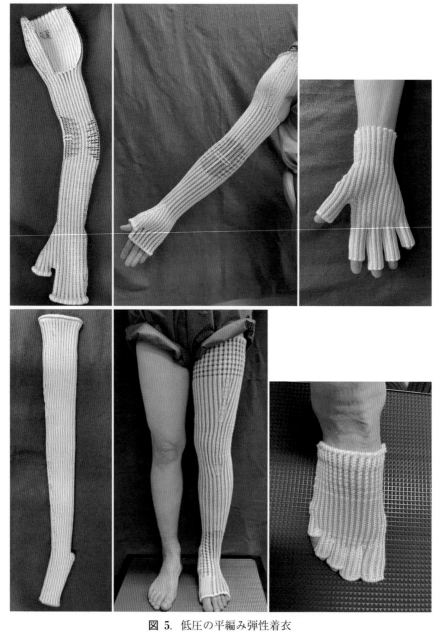

| a① | a② | a③ |
| b① | b② | b③ |

図 5. 低圧の平編み弾性着衣
a：① 弾性スリーブ　　② 着用例　③ 弾性グローブ
b：① 弾性ストッキング　② 着用例　③ トウキャップ

活背景，患者の希望などを踏まえて選択する．

　夜間の圧迫は必須ではないが，医師より低圧の
弾性着衣による圧迫が指示され，実施している患
者は多い．低圧の平編み弾性ストッキングや弾性
スリーブを使用することで翌朝，日中に使用する
弾性着衣の着用が容易になるなどの効果がある
（図 5）．

3．圧迫圧と弾性着衣の段階的圧迫圧

　弾性ストッキング，弾性スリーブの圧迫圧は，末
梢側が最も高く中枢側が低くなるよう，段階的に
圧が設計されている[2]．弾性ストッキングでは，
足関節：下腿：大腿の圧迫圧の比は，おおよそ10：
7：4である．弾性スリーブでは，手関節：前腕：
上腕の比は，おおよそ 10：9：7である．下肢ほど
重力のかからない上肢では圧迫圧の勾配は少ない．

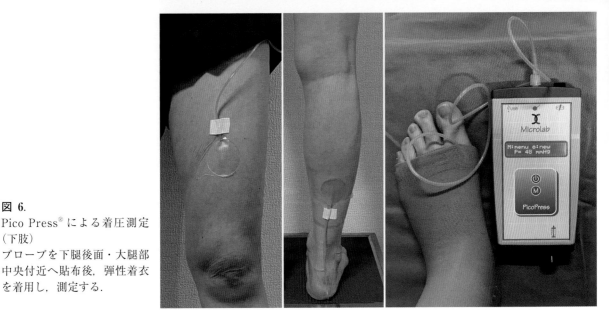

図 6.
Pico Press® による着圧測定
（下肢）
プローブを下腿後面・大腿部中央付近へ貼布後，弾性着衣を着用し，測定する．

弾性着衣の圧迫圧については，最大圧のかかる足関節，手関節の圧迫圧が製品に表記される．各国で圧迫圧の分類は異なり，ドイツの品質保証規格である RAL 規格では，弾性着衣のクラスを 3 つに分類し，Class 1：18～21 mmHg，Class 2：23～32 mmHg，Class 3：34～46 mmHg としている．また，米国では弾性着衣のクラスを 4 つに分類し，Class 1：20～30 mmHg，Class 2：30～40 mmHg，Class 3：40～50 mmHg，Class 4：50～60 mmHg である．日本では，米国で広く用いられる標準に準じた区分で 4 つに分類し，軽度圧迫圧：20 mmHg，弱圧：20～29 mmHg，中圧：30～39 mmHg，強圧：40 mmHg 以上である[2]．患肢の重症度に応じて圧迫圧を強くすることが必要な場合は，1 枚で強圧なものを着用するより，2 枚を重ねて着用する（重ね履き，ダブルストッキング）方法もある．

患者が実際に使っている弾性着衣は，患者自身の浮腫の状態や体重の増減，着衣の生地の劣化などにより実際の着圧が変わることがある．また，維持期に圧痕性浮腫が見られ，圧迫圧を部分的に強くすることが必要な場合などは，次に作製する弾性着衣のサイズを微調整する．そのような場合は，外来で圧迫圧測定器を用いて弾性着衣の着圧を計測している．筆者の関わる外来では，Pico Press® を用いて，下肢では足関節後面，大腿部中央付近，上肢は前腕前面，上腕前面皮膚にプローブを貼布し，その上に弾性着衣を着用して圧迫圧を計測する（図 6）．

4．弾性着衣の着用補助具

市販されている着圧ストッキングに比べてリンパ浮腫の弾性着衣は圧が高く，糸もしっかりしているため，履きづらい．日本においては，弾性着衣の装着は患者のセルフケアであり，弾性ストッキングの足関節部分を履くことが最も難しい．着用を補助する用具は複数あるが，ナイロン生地のスライダーを足関節部分に被せ，滑り止め付きの手袋を着けてから弾性ストッキングを滑らせるように履くと，履きやすくなるので多くの患者が使用している（図 7）．手袋の使用は，患者自身の手指を保護することにもつながる．バトラー型の着用補助具へ弾性着衣をあらかじめ被せて患肢を差し込む方法もあるが，操作が難しいという患者もおり，筆者の関わるリンパ浮腫外来では現在使用していない．

5．弾性着衣着用中のトラブル

弾性着衣が患者に適したサイズでなかった場合，長すぎると生地がたるみ，短すぎると無理に

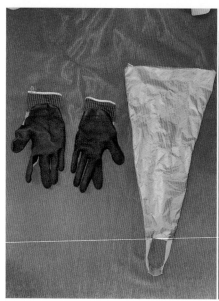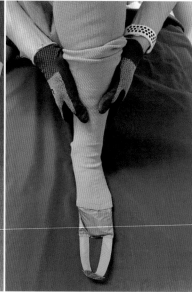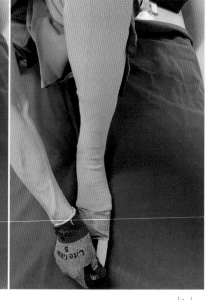

図 7. 弾性ストッキング着用補助具

a b c

a：左：滑り止め付き手袋，右：スライダー(つま先なし用)
b：スライダーを履いた上に弾性ストッキングを履く．
c：弾性ストッキングが足関節まで履けたらスライダーを引き抜く．

引き伸ばすことになり，生地の破損にもつながる．着用中に皮膚の症状，食い込みが出現する患者も多い．皮膚の乾燥は，下腿，足背，足趾，前腕部周囲などで観察され，ヘパリン類似物質の保湿剤などによる保湿を行う．また，弾性着衣と皮膚の接触による痛み，かゆみ，しびれ，発赤，水疱，炎症が生じることもあるため，外来では着用後の経過観察や患者の自覚症状を毎回確認する．特に夏期は気温と湿度が高くなり，汗疹や湿疹，趾間は白癬などもできやすい．毎日のスキンケアとして皮膚を清潔に保ち，弾性着衣は毎日洗濯して清潔なものを着用するよう指導している．

弾性着衣の着用によってしびれや痛みが生じる場合は，当該部位の皮膚の状態を確認して着用を中断する．弾性着衣の食い込みは，下肢では鼠径部と大腿部周囲，足関節周囲，膝窩部，上肢では手関節，上腕と腋窩に多く観察される．このような場合は，サイズが適しているか，着用方法が適切かなどを再確認し，ガードルの着用や皮膚刺激の少ない素材のパッド類やガーゼなどで食い込む部位を保護する．

外反母趾がある場合は，骨突出部に弾性着衣の生地があたり，着用中に発赤や痛みが生じて弾性ストッキングの着用が困難となる例がある．骨突出部の周囲に圧がかからない弾性ストッキングやトウキャップが必要な時は，メーカーに外来へ来てもらい，採寸を依頼することもある．

弾性ストッキング・圧迫療法コンダクターの資格と講習会

日本静脈学会による資格認定制度である．弾性着衣や弾性包帯の適切な使用および圧迫療法の普及のため，弾性ストッキング・圧迫療法コンダクターの教育，養成ならびに認定を行う．座学と実技講習の受講によって圧迫療法に関する正しい知識と技術を得ることができる．認定の対象者は，医師，薬剤師，看護師，准看護師，臨床検査技師，理学療法士，作業療法士，診療放射線技師，臨床工学技士，あん摩マッサージ指圧師，柔道整復師のいずれかの資格を有する者である．関連学会の学術集会と同時開催のセミナーや各地域での講習会が年数回，開催されている[3]．

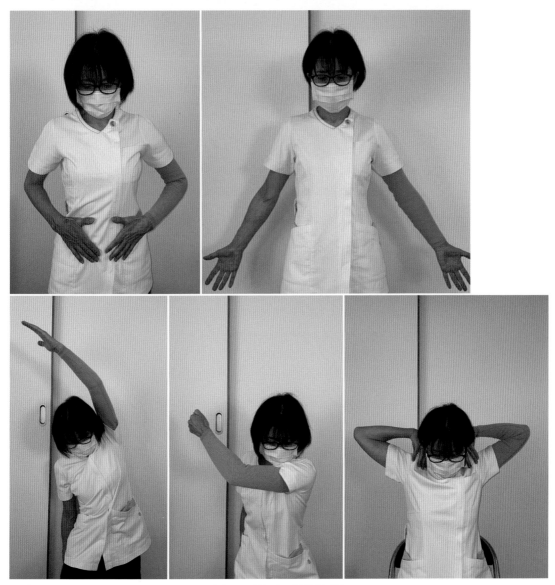

図 8. 圧迫下の運動（上肢）
a：全身のリンパ流を促す深呼吸
b：腋窩〜背部へのリンパの流れを促す運動

圧迫下における運動

弾性着衣や弾性包帯の装着中は，関節が動かしづらくなってしまうが，圧迫下で運動を行うことで，骨格筋の筋ポンプ作用を高め，リンパの還流を促すことが可能である．患者個々の身体能力に応じた運動となるが，筆者が下肢リンパ管静脈吻合術後の患者を対象に行った調査では，圧迫下ではウォーキングを運動の習慣として実施している患者が多く，日常生活上で最も取り入れやすいものであった[4]．運動療法のプログラムは各医療機関で多様であるが，筆者の前職場で実施していた運動の例を紹介する（図8，9）．

　＜全身および上肢＞（図8）
- **深呼吸**：胸部・腹部のリンパ還流を促す
- **上肢のクロス，体幹の側屈**：腋窩，上肢，肩周囲のリンパ還流を促す

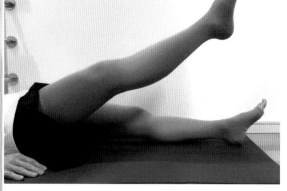

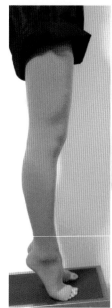

a|b

図 9.
圧迫下の運動（下肢）
  a：踵の上げ下ろし
  b：下肢の挙上

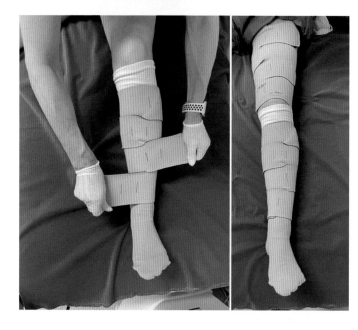

a|b

図 10.
ベルクロ式弾性着衣
  a：下腿
  b：下腿・大腿の装着例

＜下肢＞（図9）

- **踵の上げ下ろし**：主に下腿，大腿のリンパ還流を促す
- **下肢の挙上**：鼠径部周囲，下肢のリンパ還流を促す

外来での弾性着衣の調整

筆者が関わるリンパ浮腫外来では，医師の診察前に身長，体重，BMI，握力の計測を行う．診察室では，患肢と健肢の周径測定時に弾性着衣を着脱に要する時間，手指の巧緻性，皮膚の観察も同時に行っている．高齢期では，筋力低下や整形外科疾患，全身状態，認知機能の低下などによって，今まで着用できていた弾性着衣が着用が困難になることがある．特に握力は上肢の筋力を反映しており，筆者の経験上，18 kg を下回ると平編み弾性ストッキングの着用は難しい．

弾性着衣の調整は，外来に常備する数社の弾性

着衣のサンプルを試着し，そのサンプルサイズを
もとに丈，ウエストベルトの長さ，各部位の幅を
採寸して行う．診察時間内に弾性着衣の形状，サ
イズ，種類などを決めることのできない場合は，
一定期間，サンプルを貸し出して試用後に適した
ものを決めている．高齢期や関節疾患のある症例
では，手指，体幹，下肢，関節可動域の縮小や握
力の低下によって弾性着衣や弾性包帯による圧迫
ができない場合がある．そのような場合は，ベル
クロ式の弾性着衣を用いることがある(図10)．弾
性着衣を左右に伸ばしてマジックテープで固定
し，圧の調整が可能なため，患者本人，介護者も
容易に装着することができる．

　外来の短い診察時間の中で患者の訴えや家族の
状況を見極めた上で弾性着衣の調整・指導を行う
必要がある．また，これらの弾性着衣は，仕様変
更・製造中止になることもあるので最新の情報を
得ておくことも重要である．

参考文献

1) 平井正文ほか：四肢静脈疾患，リンパ浮腫への圧
迫療法における伸び高度(stiffness)の意義．静脈
学．**23**(1)：31-37，2012．
2) 岩井武尚監修，孟　真，佐久田斉編集：新 弾
性ストッキング・コンダクター(第2版増補版)静
脈疾患・リンパ浮腫における圧迫療法の基礎と臨
床応用．1-179，へるす出版，2020．
3) 日本静脈学会：弾性ストッキング・圧迫療法コン
ダクター養成委員会ホーム
https://sscc.us-lead.com/#a_program
4) 塚越みどり，前川二郎：LVA術後の続発性下肢
リンパ浮腫患者が実施する運動の現状．リンパ
学．**40**(1)：17-22，2017．

PEPARS　No.210：26-32, 2024

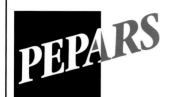

◆特集／今すぐ始めるリンパ浮腫治療

リンパ浮腫外来で必要な基礎知識 リンパドレナージ

寺口佐與子*

Key Words：用手的リンパドレナージ(manual lymph drainage)，シンプルリンパドレナージ(simple lymphatic drainage)，セルフケア(self care)，蜂窩織炎(termed cellulitis)，体重管理(weight control)

Abstract　　リンパ浮腫は発症すると完治は難しいため，生涯にわたり浮腫の改善目的の用手的リンパドレナージや圧迫療法，圧迫下での運動療法を組み合わせた複合的理学療法のセルフケアを継続することが望ましい．リンパ浮腫の患者では，リンパ管の収縮機能は低下しており，圧迫療法や用手的リンパドレナージなどによりうっ滞したリンパを末梢から中枢へ誘導し，排液を促す必要がある．また，蜂窩織炎などが原因によって生じる間質液量の増加や，体重増加による脂肪の蓄積はリンパの流れを阻害するため，これらの増悪因子を避けるためのセルフケア指導が重要となる．現行のリンパ浮腫指導管理料では，重症(Ⅱ期以上)は40分，Ⅰ期では20分と時間的な制約があり，複合的理学療法と日常生活指導を組み合わせたテーラーメイドの治療が必要となる．本稿では，リンパドレナージのメカニズム，および蜂窩織炎予防と体重管理の意義について解説する．

はじめに

リンパ浮腫は，乳がんや子宮がんの治療後に生じ，一度発症すると進行性で患者のQOLが低下する深刻な病態である．リンパ浮腫の治療やケアは，外科的治療(リンパ管静脈吻合術)および保存的治療があるが，リンパ浮腫を改善するためには患者のリスク因子を減らす日常生活指導，浮腫の改善目的の用手的リンパドレナージや圧迫療法，圧迫下での運動療法を組み合わせた複合的理学療法(complex physical therapy；以下，CPT)が標準的治療として推奨されている．

本邦では，2016年の診療報酬改定において，リンパ浮腫に対する複合的治療料が保険収載された．一方でCPTの算定内で費やせる時間は最大40分と限られているため，圧迫療法，圧迫下での運動療法との組み合わせによる患者に最適なテーラーメイドのリンパ浮腫治療を選択することが重要となる．

本稿では，患者への日常生活上の注意点，患者自身がセルフケアとして実施するシンプルリンパドレナージ(simple lymphatic drainage；以下，SLD)，および医療者が施術する用手的リンパドレナージ(manual lymph drainage；以下，MLD)について解説する．

日常生活上の注意点

リンパ浮腫診療ガイドライン2018年版では，CPTに加えて，運動，スキンケアなどの感染予防，体重管理を含めた日常生活指導が重要である[1]と強調されている．

通常，リンパ浮腫の発症は，炎症などがなければ緩やかに進行するため，体重増加が先行してもすぐにリンパ浮腫発症にはつながらないと考えられている．一方で，蜂窩織炎後は，リンパ浮腫の悪化をきたすことが多く，来院した患者にリンパ浮腫発症前のエピソードを問診すると，体重増加の要因が判明することも少なくない．このことから，リンパ浮腫発症前の予防期から，感染予防と

* Sayoko TERAGUCHI，〒569-8686　高槻市大学町2-7　大阪医科薬科大学看護学部，准教授

表 1. リンパ浮腫予防のためのセルフケアのチェックシート

	項　目	部位・場所		頻　度
計測項目	体重		kg	毎日
	周囲径	患側	cm	2〜3回/週
		健側	cm	
	体温		℃	毎日
間質液量増加の予防：蜂窩織炎の予防	皮膚の状態	スキンケアの有無	有・無	
		傷の有無	有・無	
		水虫の有無	有・無	
		温泉・公衆浴場の機会	有・無	
リンパ液量増加の予防：血行の亢進の予防	労働	同一体位の時間	H	
		加重の有無	有・無	
	運動（散歩やジョギング，プール，ジムなど）	運動の種類		
		時間	H	
	食事	塩分量	多い・ちょうどよい・少ない	
リンパの流れの阻害	着衣	下着（食い込み）	有・無	
		服飾（食い込み）	有・無	
	体重	食事量の変化	増えた・変わらない・減った	
リンパの流れの促進	セルフマッサージ	セルフマッサージの有無	有・無	
	筋肉運動	下肢運動，上肢運動（種類）		
		時間	H	
	弾性着衣	種類		
		装着時間	H	

表 2. スキンケアの基本原則

- 中性石鹸やナチュラルソープ，代用石鹸を用いて，できれば毎日洗い，完全に乾かす．
- 皮膚皺襞がある場合は，清潔で乾燥しているようにする．
- 患部と非患部の皮膚に，切り傷，擦り傷，虫刺されがないか観察し，感覚ニューロパシーのある部位には特に気を付ける．
- 保湿剤を塗布する．
- 香料の入った製品を使用しない．
- 暑い気候のもとでは特に，ワセリンや鉱物油を含む製品よりも植物性製品が望ましい．

（文献 2　p.24　表 17 を引用）

体重管理を意識づけることが重要である．また，発症後のリンパ浮腫指導管理料においても，蜂窩織炎予防と体重管理は重点指導に挙げられることから，本稿では，蜂窩織炎予防と体重管理の意義と具体的なセルフケア指導について解説する．

リンパ浮腫が発症する原因は主に3点挙げられる．1つ目は間質液量の増加，2つ目はリンパ液量の増加，3つ目はリンパの流れの阻害である．発症原因で見たリンパ浮腫予防のためのセルフケアのチェックシート（表1）を用いて，患者個々のリスク要因をアセスメントし，そのリスクを下げるセルフケアの方法を指導することが重要である．

1．蜂窩織炎予防

間質液量の増加は，主に蜂窩織炎が挙げられる．ちょっとした傷などによる細菌の侵入は健康なリンパ節やリンパ管ならば速やかに対処できるが，手術や放射線によりリンパ節やリンパ管が機能不全状態である場合，感染を引き起こし，蜂窩織炎に至る可能性がある．それにより，さらに浮腫が生じ悪化し，繰り返すことで皮膚の線維化が進行する．

蜂窩織炎予防の対策はスキンケアであり[2]（表2），皮膚の洗浄と保湿剤の使用により皮膚のバリ

ア機能を保持し，感染リスクを抑えることにつながる．加えて，典型的な蜂窩織炎の一般的な原因菌は，細菌であるとされており，患者の日常生活の清潔ケア能力に依るため，リスク要因についての問診を丁寧に行う必要がある．

リンパ浮腫看護外来で患者のリスク要因を問診し，患者の日常生活に沿った適切な予防法を指導することにより，蜂窩織炎リスク低下につながると考えている．特に，下肢リンパ浮腫では，足趾の清潔に加えて，術後の排尿トラブルなどが持続し，尿取りパッドなどを使用している患者も多く見られるため，パッドの交換の目安や陰部の清潔保持の重要性を再認識してもらうなど，患者の理解を得るように努める必要がある．

リンパ浮腫に合併する蜂窩織炎は，短時間に患肢全体に波及することが多く，患肢の違和感や疼痛，悪寒や戦慄を自覚する症例もあり，38℃を超える高熱を伴い，患肢の著明な腫脹を認める[3]とされている．一般的に細菌感染が原因と考えられ，すぐに受診できる場合には，抗菌薬による治療が行われるが，患者には軽症だと放置せずに，急性炎症を抑える応急処置（患部の冷却や抗菌剤の内服）を指導することも重要となる．

2．体重管理

肥満がリンパ浮腫のリスク要因となり得るかについては，多くの後方視的研究がなされ，現在では肥満は続発性リンパ浮腫の主要な危険因子[1]とされている．

肥満により脂肪細胞（adipocytes）が正常レベルを超えて蓄積する状態では，脂肪組織の中を走行している表在リンパ管の機械的障害によってリンパ輸送の低下が引き起こされ，浮腫を悪化させる恐れがあるため，患者のBMI，年齢，性別，脂肪分布に着眼し，リンパ浮腫発症前からの体重管理が推奨[4]される．

体重管理の目安は，術前のBMIをキープすること，肥満者へはBMI 25以下を目標にダイエットを勧めること，またBMI≧30の高度肥満患者には食事療法や食事指導を提案することが重要[4]である．

当院のリンパ浮腫看護外来における体重管理では，身長および体組成を測定し，体重，BMI，体脂肪計を用いた部位別の脂肪量の計測を行い，次に，食事や運動量などの体重に関連する日常生活のリスク要因をスクリーニングするため，セルフケア指導内容（図1）の問診を行っている．その情報から，患者の体重増加に係るリスク要因をアセスメントすると同時に，患者が自宅で容易に取り組める体重管理の内容を提案することを心がけている．また，患者の来室時に，経時的データをグラフ化し，患者へのフィードバックに図1に示す「セルフケア評価シート」を活用し，自身の筋肉量や周囲径の左右差に示されたリンパ浮腫変化や体重変化を「見える化」することで，セルフマネジメント継続の一助としている．さらに，患者自身が，家庭でも毎日体重を測定し，脂肪量などの変化にも目を向けることで，体重変化の幅を抑えることにつながればと取り組んでいる．

用手的リンパドレナージ（MLD）

リンパ浮腫の保存的治療は，主に2段階からなる．最初は，セラピストが行う短い集中的な段階のケアで集中排液期と呼ばれている．2段階目は，部分的に専門職が介入し，患者が長期的に浮腫をコントロールする維持期の段階である[2]．MLDは，うっ滞除去療法の主要な要素と考えられており，集中排液期，および維持期の2段階で用いられる技術である．また，維持期の長期管理や緩和ケアの一環としても用いられるが，MLD単独ではリンパ浮腫の治療として不十分であることから，圧迫療法を併用する技法とされている[5]．

体表のリンパ流は，生理的なリンパ管の走行区分に従って所属するリンパ節に向かって流れており，その境界エリアは便宜的に「分水嶺」や「体液区分線」などと呼ばれ，MLDの技法で活用されている[6]．分水嶺は，互いの領域を区切る皮膚上の線であり，例えば，体幹は臍から始まり，胸郭の尾部端から脊柱へと続く水平面分水嶺が上肢と体幹に区分される（図2）．

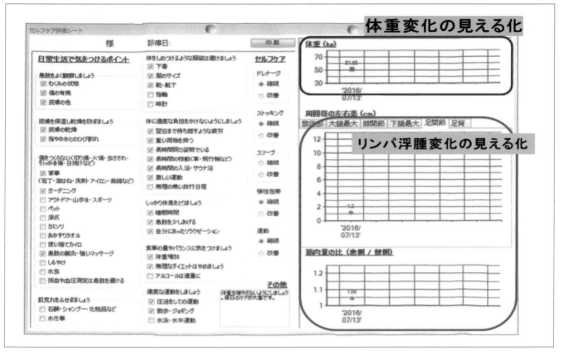

図 1. セルフケア評価シート

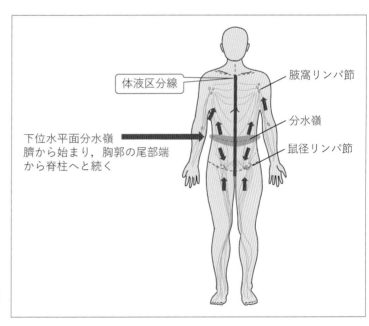

図 2.
分水嶺と体液区分線

　健常人におけるリンパの流れはリンパ管の自動的な収縮と，周囲の骨格筋の収縮によるポンプ作用によることがわかっている．一方でリンパ浮腫の患者では，リンパ管に物理的な障害が起こることで，リンパ管の収縮機能は低下し，dermal back-flow と呼ばれるリンパの逆流が起こるとされている．この逆流により，結果的にリンパ液の毛細

リンパ管への取り込みが不十分となりリンパ管の代償機能を超えて顕在化した状態となる．リンパ浮腫の状況下においては，毛細リンパ管レベルで分水嶺を越えて隣の区分に排液する[6].

　MLD は，デンマーク人の Emil Vodder の考案したやさしい徒手治療テクニックからなり，ストロークと呼ばれる手技に共通するその特徴は，施

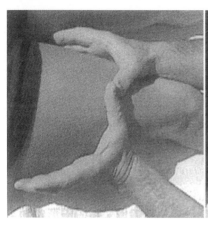
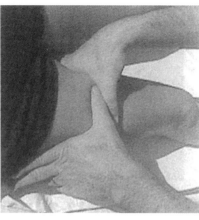

 の右側に：

a | b

図 3.
再吸収させる手技
  a：開始
  b：終了
（文献 2，p.189 より引用）

術期と休息期をとることである．施術期では，皮下組織にストレッチの刺激を与えて，毛細リンパ管の繋留フィラメントとリンパ分節の管壁の平滑筋構造を動かすことにより，リンパ液を取り込むための準備を行う．また，施術期の方向性のある軽い圧迫によって，リンパ液を適切な方向へと誘導する．施術期の圧迫は，皮下組織をその下の筋膜から弾性力いっぱいまで引き伸ばせるだけの力でなければならない反面，繋留フィラメントやその他のリンパ構造に損傷をきたす可能性があるため強い圧迫をかける必要はない．休息期には，圧迫が開放され，皮膚の弾性力を開始時の位置まで受動的に戻すことで，毛細リンパ管は間質腔から体液を再吸収する時間となる（図 3）．施術期は最長 1 秒とし，同じ部位に静的または動的なパターンのいずれかで 5～7 回繰り返して行う[7]．

このように，MLD は，体液組成および皮膚や皮下組織などの表在組織に存在するリンパ管構造に働きかけて，リンパの流れを促すように考慮された，ごくやさしい徒手テクニックで構成されている．一方で，圧迫圧が高いなどの不適切なマッサージ手技では，皮膚の血流増加を生じさせ，MLD とは区別して使用されている[7]．また，急性蜂窩織炎や原発転移巣の部位などには MLD は禁忌とされている[5]．

まだリンパ浮腫が生じていない予防期においては，MLD の効果は，推奨グレード（上肢：D1，下肢：推奨度評価なし）とされ[1]，エビデンスとしては確立されていない．また，組織の線維化が生じ

ていない早期のリンパ浮腫に対しては，圧迫療法のみで十分であり，線維化が進み硬結を伴うようなリンパ浮腫では MLD が有効[8]とされる．

一方で，生体インピーダンス評価を用いた研究[9]では，集中排液期の患者において，MLD 施術直後の浮腫減少効果が高く，維持期の症例においても，MLD 直後の患肢容積変化があり，部位や Stage などを問わず MLD が有効であることが示唆されている．

実際の臨床場面では，線維化の段階に至らない初期のリンパ浮腫患者において，MLD の介入効果を実感する機会は少なくない．我々は，四肢の体脂肪率・脂肪量・筋肉量が算出可能な体組成計（MC-180，TANITA，東京）を使用しているが，MLD 施術前と直後での体組成を測定し，リンパ浮腫変化の副次的な情報や体重管理のデータとして活用することができる．

一方で，MLD 前後での水分量変化は，四肢・体幹部など部位別に異なる水成分の移動・再分布があり[10]，進行した難治性浮腫では，細胞内に水分貯留が多いため，MLD の効果が乏しく，従来の標準的な MLD は上肢リンパ浮腫への効果がない[11]とされることから，標準的な MLD の効果が見られない患者には，排液パターンに即した MLD 手技の開発が望まれる．

シンプルリンパドレナージ（SLD）

通院治療が主体であり，MLD を実施できる医療施設が少ない本邦では，患者自身や家族・介護

者が実施するSLDが一般的に行われている．SLDは，MLDの原理をもとに，機能不全となったリンパ節を使わず，残存する排液ルートを徒手で感知し，毛細リンパ管を介して，中枢側にうっ滞したリンパを流すことを目的としているが，手の運動は複雑でなく，やさしく行われており，患者自身がセルフケアできることが可能である．

SLD技術の基本は体液区分線（側副路）を活用して健康なリンパ節にリンパ液を誘導することである．また，リンパ管は皮膚と筋肉の間に網の目のように広がっているため，皮膚を動かすことでその下のリンパ管も動いていることを意識して，手を皮膚に密着して柔らかく大きくドレナージ（流すことを意識して）することを患者に理解してもらう．SLD指導のポイントは，ドレナージを行う方向と順番および強さであり，ドレナージのエントリー先（リンパ液を吸収する入り口）を考えること[12]や，力加減（圧力）は40 mmHg程度とすることが重要である[13]．具体的なセルフケア指導内容は，① 体液区分線を使用して健康なリンパ節にリンパ液を誘導すること，② 皮膚を動かすこと，③ 側副路を意識すること，また，① リンパの境界は分水嶺や体液区分線を使って越えることが可能であること，② リンパ管の盲端は皮膚とフィラメントでつながっていること，③ 皮膚と筋肉の間に網の目のように広がっていることもその根拠として加えて指導する必要がある．

当院では，リンパ浮腫外来に来室するまでに患者自身が日々実施するセルフケアの1つとしてSLDを解説したリーフレットの情報を提供しておりホームページよりダウンロードが可能である[18]．

◀ QRコードからダウンロードできます．

一方で，予防期のSLD効果についてはエビデンスが不十分であることと，患者が全身を長時間かけてマッサージするため，患者負担が大きくセルフケアの継続が困難とされている．そのため，予防期には，患者自身が，リンパ浮腫発症の可能性のある部位を意識し，自身の皮膚に触れることで，発症の早期発見につなげることが重要と言える．

我々は，下肢リンパ浮腫患者の個々のセルフケア能力に応じて，ラジオ体操の一部を取り入れたSLDを代替する運動[14]を提案している．代替する運動は，通常のMLDでも行う「肩回し」と「腹式呼吸」に「ラジオ体操」から6つの動作を抽出した計8つの動作としている（図4）．この代替運動の根拠は，皮膚の伸展と筋ポンプ力によりリンパ液の回収を促すと考えられる運動とし，かつ簡便さによるセルフケアの継続を目的としている．対象は，下肢リンパ浮腫患者20名とサンプル数は限られているが，皮膚硬化のないステージⅡa期までの患者には，運動前後での水分量の減少が見られた（$Z = -2.35$，$r = 0.53$，$p = 0.02$）．また，セルフケアの継続については，運動による身体的・心理的負担はなく，継続可能性についての前向きな発言がみられたことから，ISL分類 stage Ⅱa期までの下肢リンパ浮腫患者において，リンパ浮腫の軽減に効果がある可能性があると考えている．

SLDや代替運動においては，医療者に強制させられることなく，患者自身が可能な範囲で継続できるセルフケアの方法を構築していく必要がある．

参考文献

1) リンパ浮腫診療ガイドライン作成委員会編：リンパ浮腫診療ガイドライン2018年度版，金原出版，2018.
2) 季羽倭文子監訳：リンパ浮腫．適切なケアと知識と技術．中央法規，2003.
3) 松原 忍：リンパ浮腫の診断に役立つ理学所見のポイント．形成外科．66(9)：1005-1012，2023.
4) 宇津木久仁子：後腹膜リンパ節郭清術後の下肢リンパ浮腫予防．産科と婦人科．8(25)：817-822，2022.
5) リンパ浮腫フレームワークジャパン：リンパドレナージ．リンパ浮腫管理のベストプラクティス．真田弘美他監訳，29-30.
6) 山本優一：シームレスながんリハビリテーション

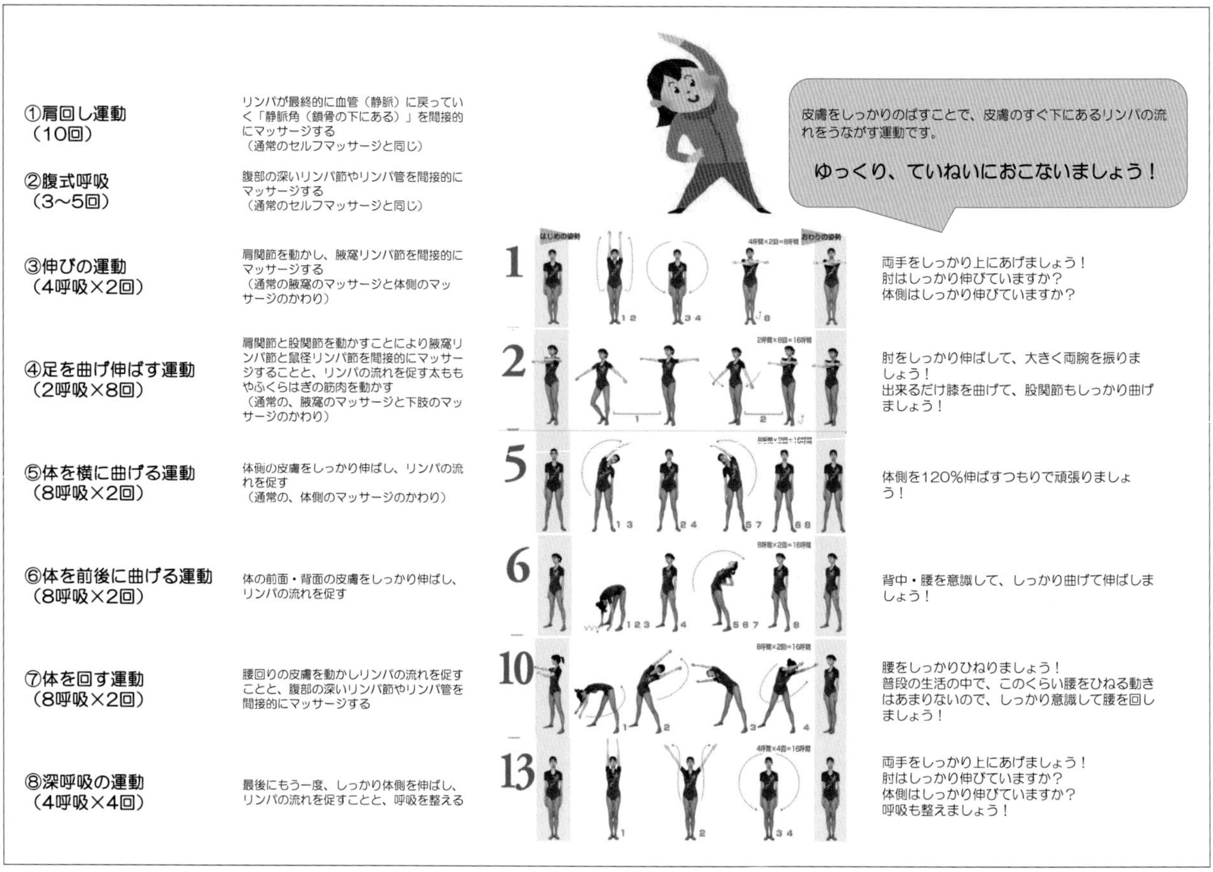

①肩回し運動（10回） リンパが最終的に血管（静脈）に戻っていく「静脈角（鎖骨の下にある）」を間接的にマッサージする（通常のセルフマッサージと同じ）

②腹式呼吸（3〜5回） 腹部の深いリンパ節やリンパ管を間接的にマッサージする（通常のセルフマッサージと同じ）

③伸びの運動（4呼吸×2回） 肩関節を動かし、腋窩リンパ節を間接的にマッサージする（通常の腋窩のマッサージと体側のマッサージのかわり）

④足を曲げ伸ばす運動（2呼吸×8回） 肩関節と股関節を動かすことにより腋窩リンパ節と鼠径リンパ節を間接的にマッサージすることと、リンパの流れを促す太ももやふくらはぎの筋肉を動かす（通常の、腋窩のマッサージと下肢のマッサージのかわり）

⑤体を横に曲げる運動（8呼吸×2回） 体側の皮膚をしっかり伸ばし、リンパの流れを促す（通常の、体側のマッサージのかわり）

⑥体を前後に曲げる運動（8呼吸×2回） 体の前面・背面の皮膚をしっかり伸ばし、リンパの流れを促す

⑦体を回す運動（8呼吸×2回） 腰回りの皮膚を動かしリンパの流れを促すことと、腹部の深いリンパ節やリンパ管を間接的にマッサージする

⑧深呼吸の運動（4呼吸×4回） 最後にもう一度、しっかり体側を伸ばし、リンパの流れを促すことと、呼吸を整える

皮膚をしっかりのばすことで、皮膚のすぐ下にあるリンパの流れをうながす運動です。

ゆっくり、ていねいにおこないましょう！

1　両手をしっかり上にあげましょう！肘はしっかり伸びていますか？体側はしっかり伸びていますか？

2　肘をしっかり伸ばして、大きく両腕を振りましょう！出来るだけ膝を曲げて、股関節もしっかり曲げましょう！

5　体側を120%伸ばすつもりで頑張りましょう！

6　背中・腰を意識して、しっかり曲げて伸ばしましょう！

10　腰をしっかりひねりましょう！普段の生活の中で、このくらい腰をひねる動きはあまりないので、しっかり意識して腰を回しましょう！

13　両手をしっかり上にあげましょう！肘はしっかり伸びていますか？体側はしっかり伸びていますか？呼吸も整えましょう！

図 4. ラジオ体操　代替運動

を考えるリンパ浮腫の視点から. 理療学. **44**(1)：13-17, 2017.

7）ツター ヨアヒム. E ほか, 加藤逸夫ほか監訳：複合的理学療法. リンパ浮腫マネジメント〜理論・評価・治療・症例〜. 129-134, ガイアブックス, 2015.

8）北村 薫：リンパ浮腫の診断, 予防と治療. MEDICINA. **60**(8)：1268-1272, 2023.

9）新井恒紀：リンパ浮腫に対する用手的リンパドレナージの直後効果. 日温気候物理医会誌. **76**(3)：175-191, 2013.

10）戸島雅宏ほか：複合的理学療法における下肢リンパ浮腫の水分変化—部位別多周波数インピーダンス法による定量的評価—. 静脈学. **31**(1)：1-7, 2020.

11）鈴木由以子ほか：上肢リンパ浮腫における水分の分布—MR 画像を用いて—コ・メディカル形態・機能. **16**(2)：83-89, 2018.

12）佐野由布子：下肢リンパ浮腫の外来指導. 総合リハビリテーション. **45**(4)：327-334, 2017.

13）吉澤いづみ：内部障害に関するもの用手的リンパドレナージ. OT ジャーナル. **47**：736-741, 2013.

14）荒川千登世ほか：続発性下肢リンパ浮腫患者に対する徒手リンパドレナージを代替する運動の効果の検討. 大阪医大誌. **79**(3)：143-151, 2020-2012.

15）リンパ浮腫研修運営委員会　厚生労働省後援事業がんのリハビリテーション研修.

16）塗 隆志ほか：リンパ管静脈吻合の吻合形態に対する考察. リンパ学. **44**(1)：18-22, 2021.

17）臺 美佐子ほか：乳癌術後の上肢リンパ乳腫患者に対するリンパドレナージ前後の皮膚と皮下組織の超音波診断画像による組織間液量変化の定量的評価. 2014.

18）作田裕美ほか：用手リンパドレナージの効果—治療前後における上肢 I／E の比較から. 滋賀医大看学ジャーナル. **5**(1)：72-76, 2000.

19）大阪医科薬科大学形成外科. リンパ浮腫 https://www.ompu.ac.jp/u-deps/pla/p-subject-05.html

PEPARS No.210：33-41, 2024

◆特集／今すぐ始めるリンパ浮腫治療

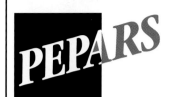

治 療

今すぐ始めるリンパ管静脈吻合

塗 隆志[*1] 上田晃一[*2]

Key Words：リンパ浮腫(lymphedema)，リンパ管静脈吻合(lymphaticovenous anastomosis；LVA)

Abstract リンパ浮腫に対する外科的治療は形成外科分野においてメジャーな領域になりつつある．本稿ではこれからリンパ浮腫の診療を始める形成外科医に向けて，LVA 前の診断方法，LVA の方法やコツ，評価方法などについてまとめた．

はじめに

リンパ管静脈吻合(LVA)は文字通りリンパ管と静脈を吻合する手術手技であるが，リンパ浮腫の治療として行われたのは 1977 年の O'Brien らの報告まで遡る[1]．この方法がリンパ浮腫の治療として現在のように多くの施設で行われるようになったのは 2000 年代前半で，その背景には 1 mm 以下の血管を吻合する Super-microsurgery の技術が進歩したことに加え，赤外線カメラとインドシアニングリーン(ICG)の注射を組み合わせた ICG 蛍光リンパ管造影[2]が 2007 年に報告されたことにより，リンパ管を体表からライブで観察できるようになった影響が大きい．一方で LVA はすべてのリンパ浮腫患者に効果があるわけではな

く，術者の技術，吻合形態，リンパ管の平滑筋機能，患者背景など，様々な要素が効果に影響している．リンパ浮腫にはリンパ節郭清や放射線治療，外傷などの要因によって生じる続発性リンパ浮腫と，原因が不明な原発性リンパ浮腫とがあるが，本稿では続発性リンパ浮腫に対する LVA について，今からリンパ浮腫の治療をはじめる形成外科医が使える内容をまとめて述べる．

LVA の効果

続発性リンパ浮腫では，リンパ節郭清や外傷などが原因でリンパの流れが滞り，リンパの流れの上流となる体の末梢でリンパが鬱滞する．LVA ではリンパが鬱滞している部位で集合リンパ管を静脈へ吻合することにより，鬱滞したリンパを静脈内へと導くことを目的としている．一方で LVA はすべてのリンパ浮腫患者に効果が期待できるわけではなく，これまでの報告ではリンパ浮腫の初期の方がより効果が期待できることがわかっており[3]，乳がん術後のリンパ浮腫について

---

*1 Takashi NURI, 〒569-8686 高槻市大学町 2-7 大阪医科薬科大学形成外科，准教授
*2 Koichi UEDA，同，教授

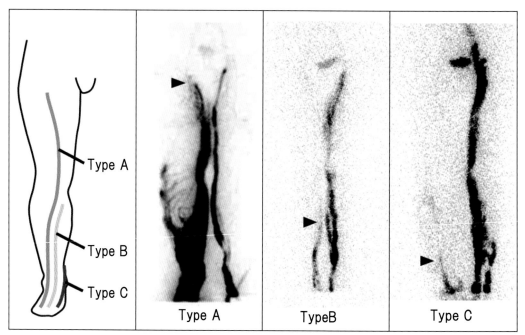

図 1-a. リンパシンチグラフィーの早期像における線状のリンパ管描出の到達部位
による分類

Type A：線状の描出が大腿より近位まで到達するもの
Type B：線状の描出が下腿から膝周囲まで到達しているもの
Type C：線状の描出が足首付近までのもの

は予防的な LVA の効果も報告されている[4]．リンパ管から静脈へとリンパが流れるためには，リンパ管内と静脈内の圧格差およびリンパ管の収縮能が重要な要素である．リンパ管は鬱滞により内圧が上昇していることが予測されるが，静脈へ吻合されることでリンパ管内圧は定常状態に近づくため，リンパ管の収縮がドレナージの維持に重要だと筆者は考えている．

我々は 81 例の続発性下肢リンパ浮腫の患者に対して LVA の効果（周径の差）と術前のリンパシンチグラフィーの結果について検討したところ，トレーサー注射後の 15 分で dermal backflow（DBF）の有無に関わらず，大腿まで線状のリンパ管描出（linear）が認められた症例において最も LVA の効果が認められた．また，進行例においても linear が確認できた領域の中枢領域まで LVA による周径の改善が認められた（図 1）．これらの結果は術前の検査によって LVA の効果がある程度予測できることを示している．

LVA における手術侵襲は皮下脂肪層までに留

まるため，全身麻酔または局所麻酔のいずれでも手術を行うことが可能である．我々の施設では LVA 2 回目以降の患者や，後期高齢者に対しては局所麻酔で日帰り LVA を行っているが，初回手術はできるだけ全身麻酔で行うようにしている．その背景として，初回では 4 か所の吻合を患肢の広い範囲で確実に行うため，手術に 2～3 時間程度を要すること．術中の患者の体動や，トイレなどの希望によって手術が中断されるのを避けたいことと，それらを我慢する患者の負担を軽減したいという意図がある．術後は数日入院の上，患肢の安静を保つことで患肢の周径が減少し，患者が LVA 術後に理学療法を続けていくためのモチベーション向上につながると考えている．

LVA の術前評価

手術の効果が評価できるように，LVA の術前には，写真の撮影と，体重および患肢の周径測定を行っておく．そのほか LVA の効果の評価には体組成計や症状の変化の評価として LYMQOL など

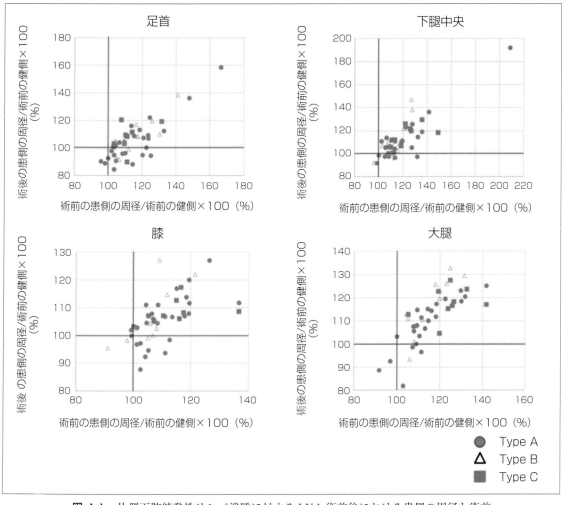

図 1-b. 片側下肢続発性リンパ浮腫に対する LVA 術前後における患側の周径と術前
の健側の周径差を 4 か所の測定部位でリンパシンチグラフィーの描出タイプに
分けて示したグラフ

が用いられている.

LVA はリンパ管吻合術として，リンパ浮腫の
治療目的で健康保険にて認められている手技であ
る．術前にはリンパ浮腫の診断を確定する必要が
あると同時に，浮腫の程度およびリンパの流れを
評価するためにリンパ管造影を行う．リンパシン
チグラフィーは ICG リンパ管造影と比較して，深
部のリンパ管も調べることができる点で優れてお
り，リンパ浮腫の検査として保険適用となってい
る．一方で施行できる施設は限られている．ICG
リンパ管造影は専用の赤外線カメラと ICG を用い
る検査で簡便かつライブでリンパ管を観察できる
点で優れているが，赤外線の到達深度が体表から

15 mm と限られており，大腿などの皮下脂肪が厚
い部位ではリンパ管が明瞭に描出されないことが
ある.

ICG リンパ管造影

リンパの流れを確認するには ICG 蛍光リンパ管
造影が有用である[5]．2019 年に Shinaoka らが行っ
た新鮮屍体を用いた ICG 蛍光リンパ管造影の結果
により，足背のみならず内踝および外踝から ICG
を注射することで複数のリンパ管が膝窩および鼠
径のリンパ節へ到達していることが明らかになっ
た[6]．下肢の続発性リンパ浮腫では，足背のみに
ICG を行った場合に比べて内踝および外踝に ICG

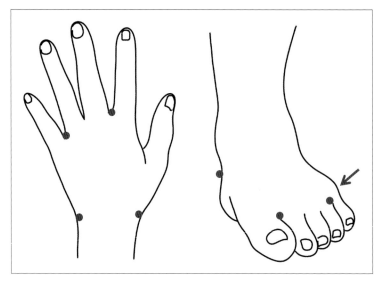

図 2.
上肢および下肢リンパ浮腫に対する
ICG 注射位置

を注射した方が LVA に有効なリンパ管が同定で
きるため[7]，我々は下肢の場合は第2・4趾間およ
び内踝，第5中足骨外側にそれぞれ 0.2 mL の ICG
を注射し，上肢では第2・4指間と，手関節橈側と
尺側に ICG を注射している（図2）．Linear な描出
が認められたら油性ペンでリンパ管の走行を患肢
の皮膚に書き込む．赤外線カメラは皮膚より 15
mm の深さまでしか到達しないので，大腿部分で
は淡い像が認められる．Linear の描出がない部分
でも飛び石状に DBF が出現する場合は，その下
に集合リンパ管が存在する可能性があるため
DBF が最も初めに出現してくるポイントを描画
しておく．患側の描出が悪い時は，健側の ICG 蛍
光リンパ管造影結果を書き込み，吻合部位の決定
は健側の Mirror image を患側に書き込んで参考
にする．

　ヨードアレルギーなどで ICG が使用できない場
合は，エコーで血管を同定してその周囲の浅筋膜
下でリンパ管を探す必要がある．我々は健側の下
肢に ICG 蛍光リンパ管造影を行い，マッサージな
どを行わずに描出されるリンパ管の経路のマッピ
ングを行ったところ，描出されたリンパ管は比較
的狭い範囲に集中しており[8]，これらのデータは
ICG 蛍光リンパ管造影を行えない場合に，LVA の
手術部位を決める際に参考になる（図3）．

　吻合には静脈が重要な要素であるため，エコー
を用いて皮下の静脈を検索する．大腿は皮下静脈

が少ないため，広い範囲で検索することが必要と
なる．静脈が見つからない場合は，脂肪層深部の
大伏在静脈を同定し，長軸方向にエコーで検索す
ることで吻合に適した静脈の枝を見つけることが
できる．静脈が見つかったら油性ペンで描画し，
皮膚からの深さも記載しておく．

リンパ管の同定

　切開のデザインが決まったら，皮膚に局所麻酔
を注射し，リンパ管の走行上で RSTL（relaxed
skin tension line）に沿った皮膚切開を行う．皮膚
切開の幅は上肢で 1 cm 程度，下腿で 1.5 cm 程
度，大腿で 2〜3 cm 程度である．上肢と下肢の
LVA ではリンパ管の深さが異なるため，注意が
必要である．

　下肢の LVA ではメスで皮膚を切開した後に，
剪刀で真皮とつながる組織を確実に切開し，脂肪
を露出する．皮膚の可動性が得られたら，創縁を
長軸方向に牽引して術野を確保する．我々は 5-0
ナイロンで創縁を近傍の皮膚に固定して開創し，
さらに術野が深い場合は開瞼器を用いている．皮
下脂肪層に至ったら浅筋膜に至るまで脂肪を摘出
しながら進む．浅筋膜上の脂肪を摘出すること
で，吻合の際の視野が確保される．脂肪は隔膜の
部分で剝離して1粒ずつ摘出する．浮腫が強い患
者で鑷子を用いて脂肪が把持しづらい場合には吸
引管で脂肪を吸引していく．LVA に慣れていな

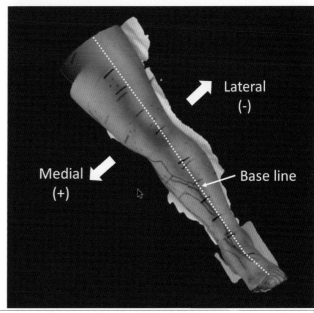

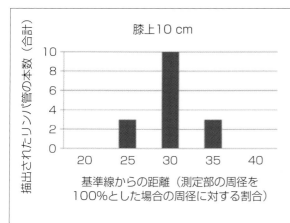

膝上10 cm

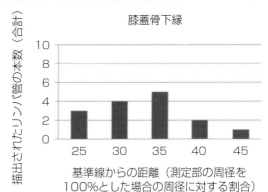

膝蓋骨下縁

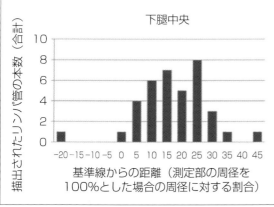

下腿中央

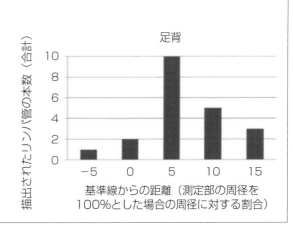

足背

a
b

図 3. ICG リンパ管造影後にリンパ管の走行を下肢にマーキングし, 3D カメラで撮影
したデータを用いたリンパ管の走行についての結果
a : 3D 画像上で下肢前面中央に基準線を設定した.
b : 膝上, 膝下, 下腿および足背において, 描出されたリンパ管の数を基準線からリ
ンパ管までの距離を周径に対する割合で表した結果

（文献 8 より改変）

い術者は，浅筋膜上にある線維組織とリンパ管の区別がつかず，手術が進まない場合があるが，集合リンパ管は浅筋膜下の脂肪の縁に付着して存在しているため，浅筋膜までは脂肪を摘出しながら進む．操作には先端がデリケートな剝離用モスキートが有用である．ある程度深部まで進んだら眼科用の開瞼器を開創器代わりに用いる．特に大腿では脂肪が厚く，脂肪を摘出する際にカウンタートラクションがかけづらいため，開瞼器を用いて下肢の長軸方向に創縁を大きく開創すると，操作がやりやすい．浅筋膜が確認できたら，赤外線カメラでリンパ管の位置を確認する．一部を切開して浅筋膜裏面を剪刀で剝離した後に浅筋膜だけを確実に切開する．線維化が強い症例では，浅筋膜の直下にリンパ管が癒着している場合があるので注意する．

上肢の LVA では下肢に比べて浅い部分に集合リンパ管が存在しているため順序が異なる．皮膚の切開後に皮下脂肪を露出させたら赤外線カメラを用いて早い段階でリンパ管の位置を確認する．特に前腕では皮膚から浅い部分に集合リンパ管が走行している場合がある．

リンパ管が確認できたらマイクロ用剪刀を用いて周囲の脂肪からリンパ管を外す．牽引によって平滑筋がダメージを受けるのを避けるために，リンパ管周囲の剝離は鈍的な剝離ではなく，剪刀を用いて鋭的に処理をしている．早期のリンパ浮腫ではリンパ管周囲に脈管の脈管（vasa vasorum）を確認することができるが，これもリンパ管の平滑筋機能を考慮してできるだけ温存するようにする．リンパ管が同定できたら赤外線カメラを用いて造影されていることを確認する．

次に静脈を同定する．静脈はあらかじめエコーを用いて走行をマーキングしておき，脂肪を摘出する際に露出させておく．皮膚切開後の浅い部位で静脈が同定できた場合，その後の作業の邪魔になる場合がある．静脈に血管テープをかけて中枢側に静脈を牽引し，末梢側に向かって静脈周囲を剝離用モスキートで剝離し長さを確保する．確保

する静脈の長さは，浅筋膜下まで十分届く長さとする．十分な血管の長さが確保できたら，できるだけ末梢をモスキートで挟み，切離後に血管断端をバイポーラで焼灼する．吻合に使用する静脈はクリップをかけて術野の端に除けておくと邪魔にならない．

LVA の吻合形態

リンパ管の吻合にはリンパ管の断端と静脈の断端を吻合する端々吻合，リンパ管の断端を太い静脈にあけた側孔に吻合する端側吻合，リンパ管にあけた側孔に静脈を吻合する側端吻合などが代表的な吻合方法である．側端吻合は端々吻合と異なり順行性と逆行性の両方のリンパ流を確保できると考えられているが，一方で静脈圧の高い症例ではリンパ管内に順行性に静脈血が流入する可能性がある．その場合術後に毛細リンパ管の走行に沿って皮下出血斑を認めることがある．

我々は側端吻合とリンパ管内圧および術後のドレナージ効果について体組成計を用いた水分量の減少で検討したところ，リンパ管の内圧が上昇している症例では側端吻合を行うことで，術翌日までの水分減少量が多くなったが，術後6日目までの水分減少量は内圧が上昇していない症例と同様であった．このことから続発性リンパ浮腫では，リンパ管内圧が上昇している場合でも LVA を行うことで内圧が定常状態に近づくのではないかと考えている．もともとリンパ管には弁が存在し逆流を抑制しているため，このような圧の定常状態ではリンパの逆流は少ないと考える．これらの結果から我々は順行性のリンパ管と静脈の端々吻合または静脈との口径差がある場合に端側吻合を選択している[9]．

リンパ管静脈吻合

リンパ管は 0.3〜0.6 mm と非常に細く，内腔を流れるリンパ液は透明であるため血管吻合と比較して難易度が高い．また，吻合が上手に行えないと流れのあるリンパ管を閉塞させることとな

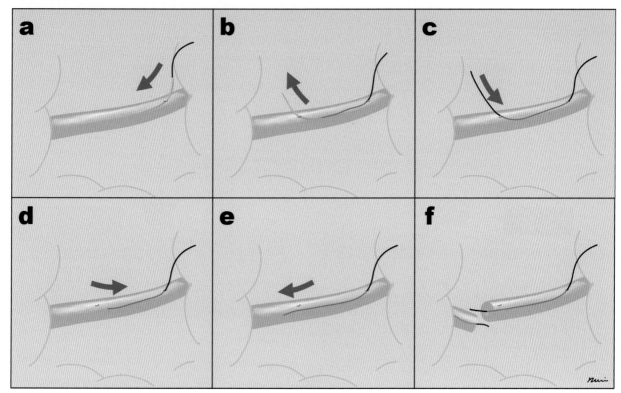

図 4. 9-0 ナイロンを用いた内腔の確保方法
リンパ管を切離する前に 9-0 ナイロンをリンパ管に貫通させ針を外す. 糸の先を一旦リンパ管内へ戻し押し進めることでリンパ管の内腔にガイドとなるナイロン糸を留置できる.
（文献 12 より改変）

り, リンパ浮腫を悪化させる可能性がある. リンパ管と静脈の中にステントを挿入して LVA を行う方法[10][11]は, 後壁に誤って糸をかけることなく吻合が行え, 非常に有効である. 一方で細いリンパ管では内腔にステントを挿入することが難しい場合がある. これは LVA の準備としてリンパ管を切離する際に, リンパ管がつぶれてしまうためである. 内腔を見つけるためには, リンパ管の断端に色素を塗布してから 2 本の鑷子で外膜を把持して, リンパ管を広げるようにすると, 内腔からリンパが漏れ出した部分のみ色素がなくなるため見つけやすい. または, リンパ管を切離する前に, リンパ管の中に 9-0 ナイロンを通しておいて, その糸ごとリンパ管を切離することで確実に内腔が確保できる（図 4）[12].

吻合時はバックグラウンドを敷いて行うと内腔が見やすいが, 斜めの術野やリンパ管と静脈の長さが十分でない場合は, バックグラウンドを敷き

こむ際に血管やリンパ管の位置がずれてリンパ管と静脈に挿入したステントが抜けてしまうことがある. そのような状況ではリンパ管と静脈を 1 針縫合した後にバックグラウンドを敷きこむ.

LVA では繊細な操作が求められるため, リンパ管と静脈は術者に対して 2 時から 8 時の方向に横たわるようにセットし, 指先のローリングだけで持針器と鑷子を動かし, 吻合操作が行えるようにする. 吻合には 11-0 または 12-0 ナイロンを用いて 6〜8 針縫合する. リンパ管の壁は静脈に比べて硬いことと, リンパ管の内腔に鑷子が入れられないことから, リンパ管の外膜から内腔方向へ力を調節しながら針を通すことが難しい場合がある. 術者の立ち位置を変えて（リンパの流れに対して, 針を通す方向が逆になるように）静脈から針を入れて, リンパ管の内腔から外へ糸を通す方がより確実に吻合が行える. またバックハンドで操作ができれば, ポジションに関係なくリンパ管

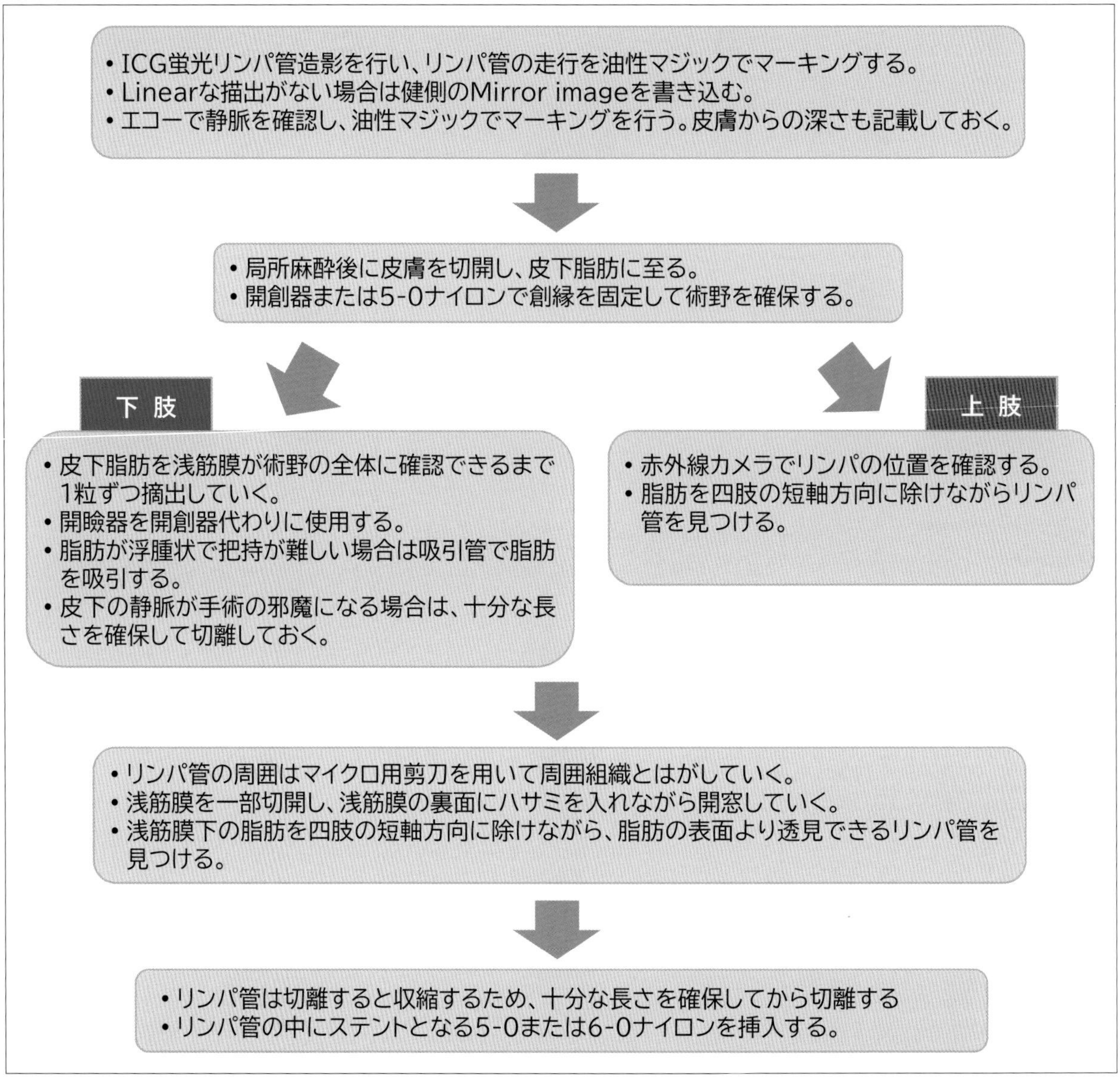

- ICG蛍光リンパ管造影を行い、リンパ管の走行を油性マジックでマーキングする。
- Linearな描出がない場合は健側のMirror imageを書き込む。
- エコーで静脈を確認し、油性マジックでマーキングを行う。皮膚からの深さも記載しておく。

- 局所麻酔後に皮膚を切開し、皮下脂肪に至る。
- 開創器または5-0ナイロンで創縁を固定して術野を確保する。

下 肢

- 皮下脂肪を浅筋膜が術野の全体に確認できるまで1粒ずつ摘出していく。
- 開瞼器を開創器代わりに使用する。
- 脂肪が浮腫状で把持が難しい場合は吸引管で脂肪を吸引する。
- 皮下の静脈が手術の邪魔になる場合は、十分な長さを確保して切離しておく。

上 肢

- 赤外線カメラでリンパの位置を確認する。
- 脂肪を四肢の短軸方向に除けながらリンパ管を見つける。

- リンパ管の周囲はマイクロ用剪刀を用いて周囲組織とはがしていく。
- 浅筋膜を一部切開し、浅筋膜の裏面にハサミを入れながら開窓していく。
- 浅筋膜下の脂肪を四肢の短軸方向に除けながら、脂肪の表面より透見できるリンパ管を見つける。

- リンパ管は切離すると収縮するため、十分な長さを確保してから切離する
- リンパ管の中にステントとなる5-0または6-0ナイロンを挿入する。

図 5. LVA の流れ
上肢と下肢ではリンパ管の深さが異なるため，アプローチも異なる.

の内腔から針を通すことができる．コストはかかるが，両端針も有効である．静脈吻合後は ICG リンパ管造影で開通していることを確認する（図5）.

閉創は吸収糸による真皮縫合と 6-0 ナイロンによる表面の縫合にて行う．リンパ液の貯留が多い症例では，創部からのリンパ漏が創傷治癒遷延の原因となることが予想されるため，表面は連続縫合を用いている.

術後は弾性包帯で患肢を圧迫し，翌日から普段着用している弾性着衣を装着してもらっている.

さいごに

LVA はリンパ浮腫の治療として多くの施設で行われているが，まだまだエビデンスの高い治療ではない．一方で低侵襲な手術であり，著効する場合も少なくない．これから LVA を始める形成外科の先生には是非正確な手術手技の取得と，手術の評価を行っていただき，エビデンスを高めていただきたい.

参考文献

1) O'Brien, B. M., et al.：Microlymphaticovenous anastomoses for obstructive lymphedema. Plast Reconstr Surg. **60**(2)：197-211, 1977.
   Summary　リンパ管静脈吻合がリンパ浮腫の治療として行われた最初の論文.

2) Unno, N., et al.：Preliminary experience with a novel fluorescence lymphography using indocyanine green in patients with secondary lymphedema. J Vasc Surg. **45**(05)：1016-1021, 2007.
   Summary　ICG と赤外線カメラを用いたリンパ管造影についての報告.

3) Warren, A. G., et al.：Lymphedema：a comprehensive review. Ann Plast Surg. **59**：464-472, 2007.
   Summary　LVA がリンパ浮腫の早期で効果があるとする論文.

4) Coriddi, M., et al.：Efficacy of immediate lymphatic reconstruction to decrease incidence of breast cancer-related lymphedema：preliminary results of randomized controlled trial. Ann Surg. **278**(4)：630-637, 2023.
   Summary　予防的 LVA についての RCT.

5) Akita, S., et al.：A phase III, multicenter, single-arm study to assess the utility of indocyanine green fluorescent lymphography in the treatment of secondary lymphedema. J Vasc Surg Venous Lymphat Disord. **10**(3)：728-737. e3, 2022.
   Summary　LVA における ICG リンパ管造影の有用性を示した多施設研究.

6) Shinaoka, A., et al.：Correlations between tracer injection sites and lymphatic pathways in the leg：a near-infrared fluorescence lymphography study. Plast Reconstr Surg. **144**(3)：634-642, 2019.
   Summary　新鮮屍体を用いて複数か所より ICG を注入することで, 詳細なリンパの経路を調べた研究.

7) Nuri, T., et al.：Effect of variable injection sites for indocyanine green dye on the success of lymphaticovenular anastomosis. J Reconstr Microsurg Open. **4**：e92-e95, 2019.
   Summary　ICG の注射箇所を増やすことにより LVA に適したリンパ管を同定しやすいことを示した論文.

8) Kinugawa, K., et al.：Lymph vessel mapping using indocyanine green Lymphography in the nonaffected side of lower leg. Plast Reconstr Surg Glob Open. **8**(6)：e2929, 2020.
   Summary　健側の下肢に対する ICG リンパ管造影の結果を用いたリンパ管のマッピング.

9) 塗　隆志, 上田晃一：リンパ管静脈吻合の吻合形態に対する考察. リンパ学. **44**(1)：18-23, 2021.
   Summary　側端吻合と端々吻合のどちらが適しているかについて調べた研究についての報告.

10) Shaper, N. J., et al.：Use of Teflon stents for lymphovenous anastomosis. Br J Surg. **79**：633-636, 1992.
   Summary　テフロンステントを用いて LVA を行った報告.

11) Narushima, M., et al.：The intravascular stenting method for treatment of extremity lymphedema with multiconfiguration lymphaticovenous anastomosis. Plast Reconstr Surg. **125**：935-943, 2010.
   Summary　ナイロンの糸をステントにして, LVA を行った報告. IVaS 法として広く知られている.

12) Nuri, T., et al.：Modified preparatory intravascular stenting technique in super-microsurgical lymphaticovenular anastomosis for the treatment of lymphedema. Plast Reconstr Surg Glob Open. **11**(10)：e5308, 2023.
   Summary　リンパ管の内腔にあらかじめナイロンを通すことで内腔を確保する方法.

PEPARS No.210：42-50, 2024

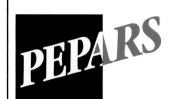

◆特集／今すぐ始めるリンパ浮腫治療

治　療

今すぐ始めるリンパ節移植

山下　修二*

Key Words：血管柄付きリンパ節移植(vascularized lymph node transfer)，リンパ浮腫(lymphedema)，マイクロサージャリー(microsurgery)

Abstract　　血管柄付きリンパ節移植術(VLNT)は，リンパ循環の再建を目的としたリンパ浮腫に対する外科治療法の1つである．手術の適応や治療効果に関する見解は多岐にわたり，統一したコンセンサスを示すことは難しい．本稿では，多様化している皮弁採取部位の中でも鼠径部と外側胸部から採取するVLNTについて，皮弁デザインの方法や移植部位の選択法を具体的に提示する．

はじめに

　血管柄付きリンパ節移植術(vascularized lymph node transfer；VLNT)は，リンパ液の循環を再建するリンパ浮腫に対する外科治療法の1つである．古くは有茎皮弁として，ClodiusやGoldsmithがリンパ浮腫に対するリンパ節移植術を報告している[1)2)]．その後，Beckerが遊離皮弁としてVLNTを報告して以降，鼠径部を含む外側胸部，オトガイ部，鎖骨上部，大網など様々なリンパ節の採取部がVLNTとして報告されてきた[3)~7)]．その中でも鼠径部が最も一般的であるが，リンパ節採取後に続発する医原性のリンパ浮腫を発症することがあるなど，見過ごすことのできない合併症もあるため，VLNTの適応については慎

重に行わなければならない．

　本稿では，VLNTの作用機序，適応，移植部位などについて，まだコンセンサスが得られていない部分も多いが，我々の経験も踏まえ解説する．

手術適応について

　リンパ浮腫は慢性かつ進行性の疾患であるため，機能的なリンパ管が残っている比較的早期のリンパ浮腫に対してはリンパ管静脈吻合術が行われ，ICGリンパ管造影でリンパ管が消失している進行例に対してはVLNTが行われてきた[8)]．最近では，早期リンパ浮腫においてもVLNTが行われる場合もあり，また，重症例においては，組織減量術であるdebulking surgeryにリンパ再建を目的にVLNTを併用することもある．一方，リンパの循環を再建するという観点から言えば，LVAとVLNTを1つのパッケージと考えてカクテル療法として行う方法もあり，ここで一定した見解を示すことは難しい[9)]．VLNTの適応については，多

＊ Shuji YAMASHITA，〒701-0192　倉敷市松島577　川崎医科大学形成外科，教授

様化しており，高いレベルのエビデンスの報告が待たれる．

筆者は，LVA を行う意義は 2 つあると考えており，1 点目は，機能的なリンパ管が存在すればLVA 自体が治療に直結するということである．2点目は，術中にリンパ管を直視できるため，画像検査では得られないリンパ管の状態を把握でき次の治療戦略を立てることができるという点である．そのため，まず LVA を行い，病状を把握した上で，必要に応じて VLNT を追加で行っている．

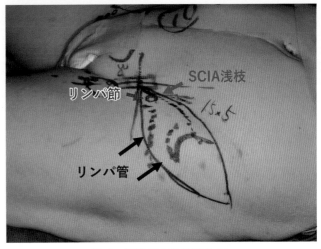

図 1. 鼠径部の皮弁デザイン

移植部位について

移植部位の選択については，一定のコンセンサスがあるわけではないが，リンパ管の機能がどの程度残っているかを基準に決めている．ICG リンパ管造影で腋窩や鼠径部といった所属リンパ節付近までリンパ管が描出されるようなリンパの運搬機能が残っている症例では中枢側への移植が推奨される．一方で，リンパの運搬機能が廃絶していれば末梢側への移植が推奨される．また，浮腫が大腿や下腿などに限局している症例では浮腫の強い部位に移植することが望ましい．一方，整容的には，非露出部に移植することが好ましいが，露出部位であっても皮島の配置を工夫することや，revision を行うことで整容性を高めることができる．

浮腫改善の機序

VLNT による浮腫改善の機序は，LVA と同様にリンパ管と静脈のシャントによる効果と，リンパ管新生による効果が複合的に作用した結果であると考えられている[10)~14)]．リンパ節内には，高内皮細静脈を介したリンパ管と静脈の間にシャントが存在し，輸入リンパ管から流入したリンパ液が一定の割合で静脈へ還流する．また，皮弁挙上後に皮弁内の静脈とリンパ管の間にシャントが形成されることも示唆されており，この現象もリンパ循環の改善に寄与している．リンパ節を移植する

ことで移植床との間とその周囲に新たなリンパ管新生が誘導されることも示唆されており，リンパ循環の改善に寄与している．

皮弁採取部について

1．鼠径部

Groin flap が最初にリンパ再建に使用されたのは，Clodius による有茎の groin flap である[1)]．この報告では，下肢リンパ浮腫に対し健側の groin flap を患側へ移行してリンパの流れを誘導している．それ以前にも，Shesol が動物実験で報告している[15)]．その後，Becker が上肢リンパ浮腫に対しリンパ節を含んだ groin flap を VLNT として腋窩に移植したのが最初の VLNT の報告である[3)]．その後，手関節や肘を移植床とした VLNT が報告されている[16)]．また，DIEP flap に groin flap を付加することで乳房再建と同時に VLNT を行う方法も報告されている[17)18)]．一方，本皮弁の採取にあたってはドナーサイトに医原性のリンパ浮腫を発症することがあるので注意を要する[19)20)]．

実際の皮弁のデザインを示す．皮弁内には，血管柄（SCIA 浅枝）とリンパ管とリンパ節が含まれる（図 1）．

2．外側胸部

外側胸部をドナーとする皮弁は，外側胸動脈や胸背動脈を血管柄とし，lateral，central，poste-

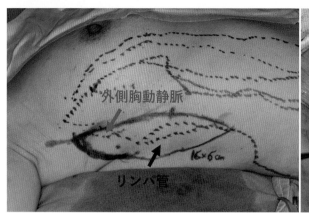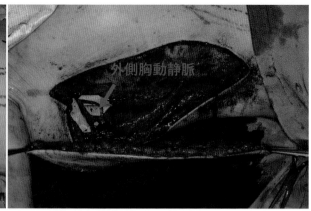

図 2. 外側胸部の皮弁デザインと挙上時の状態

rior, anterior, apical の 5 つの領域に分割される腋窩リンパ節のうち外側胸動脈に沿った anterior と胸背動脈に沿った posterior に属するリンパ節を含めて採取する皮弁である[4)21)]. リンパ節採取部の合併症として, 医原性のリンパ浮腫を発症することがあるため, reverse mapping 法を利用しその予防に努める必要がある[19)].

皮弁のデザインを示す. 皮弁内には, 血管柄(外側胸動静脈)とリンパ管とリンパ節が含まれる(図2).

3. オトガイ部

オトガイ部をドナーとする皮弁は, submental artery を血管柄とし, オトガイ下のレベル 1A と顎下部のレベル 1B のリンパ節を含めて採取できる皮弁である[5)22)]. また, 本皮弁の中のリンパ節の数は平均 3.0 ± 0.6 個であり, 他の皮弁に比べて多くのリンパ節を含めることができる[23)]. 医原性のリンパ浮腫を発症する心配はないが, 本皮弁は挙上時に顔面神経の下顎縁枝を損傷し顔面神経麻痺を発症する可能性があることに注意したい[24)].

4. 鎖骨上部

鎖骨上部から採取する皮弁は, 頸横動脈を血管柄とする皮弁であり, Chang らにより報告された[6)]. 鼠径部やオトガイ部から採取される皮弁に比べ, 皮弁に含めることのできるリンパ節の数が少ないことや, 鎖骨上神経を損傷する可能性があることが欠点である. また, 左側から採取する場合は, 胸管の損傷にも注意する必要がある.

5. 大 網

大網移植は, 古くは有茎皮弁としてリンパ浮腫に対し使用されたが, 広く普及することはなかった[2)]. その原因は, 開腹による flap 採取が必要で侵襲が大きいことや, ヘルニアや腸管の虚血・感染など, 重症度の高い合併症が起きる可能性があるためと思われる. 一般的な再建手術において, 腹腔鏡を用いることで低侵襲に大網が採取できるようになったこともあり[25)], 最近は, 大網移植を遊離で行う血管柄付き大網移植の手技が確立され, 長期成績も報告されるようになっている[7)]. 本皮弁では, 胃大網動脈に分布するレベル 4ab と 4d のリンパ節を含めることができ, 他の flap に比べ多くのリンパ節を含めることができることが利点である.

皮弁採取における注意点

皮弁採取後に医原性のリンパ浮腫が発症することが知られている[26)27)]. 四肢からのリンパ流が収束するリンパ節を含めないためにも解剖を熟知しておくことが肝要であるが, reverse mapping 法による, 2 種類の標識材を使用しそれぞれ四肢と体幹のリンパ流が所属するリンパ節を識別する工夫も試みられているので参考にしてもらいたい[19)20)].

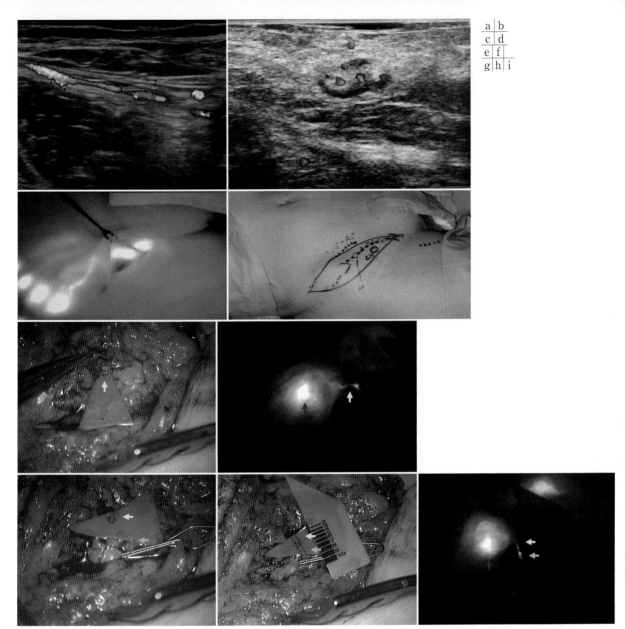

図 3-a〜i. 症例1：鼠径部をドナーとする下肢リンパ浮腫への VLNT

a：超音波エコーで SCIA の走行を確認する.　　　b：超音波エコーでリンパ節の位置を確認する.
c：ICG リンパ管造影でリンパ管をマッピングする.　d：皮弁のデザイン
e：皮弁内の輸出リンパ管（黄色矢印）　　　　　　f：ICG リンパ管造影下のリンパ節（赤矢印）とその輸出リンパ管
g：LVA 前の輸出リンパ管と静脈（オレンジ矢印）　h，i：LVA 後（i は ICG リンパ管造影下）

症　例

＜鼠径リンパ節をドナーとする下肢リンパ浮腫に対する VLNT＞

症例1：48 歳，女性. 子宮癌術後下肢リンパ浮腫（図 3）

浅腸骨回旋動脈と浅腸骨回旋静脈（以下，SCIA と SCIV）の走行とリンパ節の位置を超音波エコーでマーキングし，ICG リンパ管造影でマッピングしたリンパ管を含めるように皮弁をデザインする. この際，皮弁に含めるリンパ節は SCIA に沿ったものを選択しなければならない. 不用意に下肢からのリンパ流を汲み取るリンパ節を採取すれば医原性の下肢リンパ浮腫を合併することにな

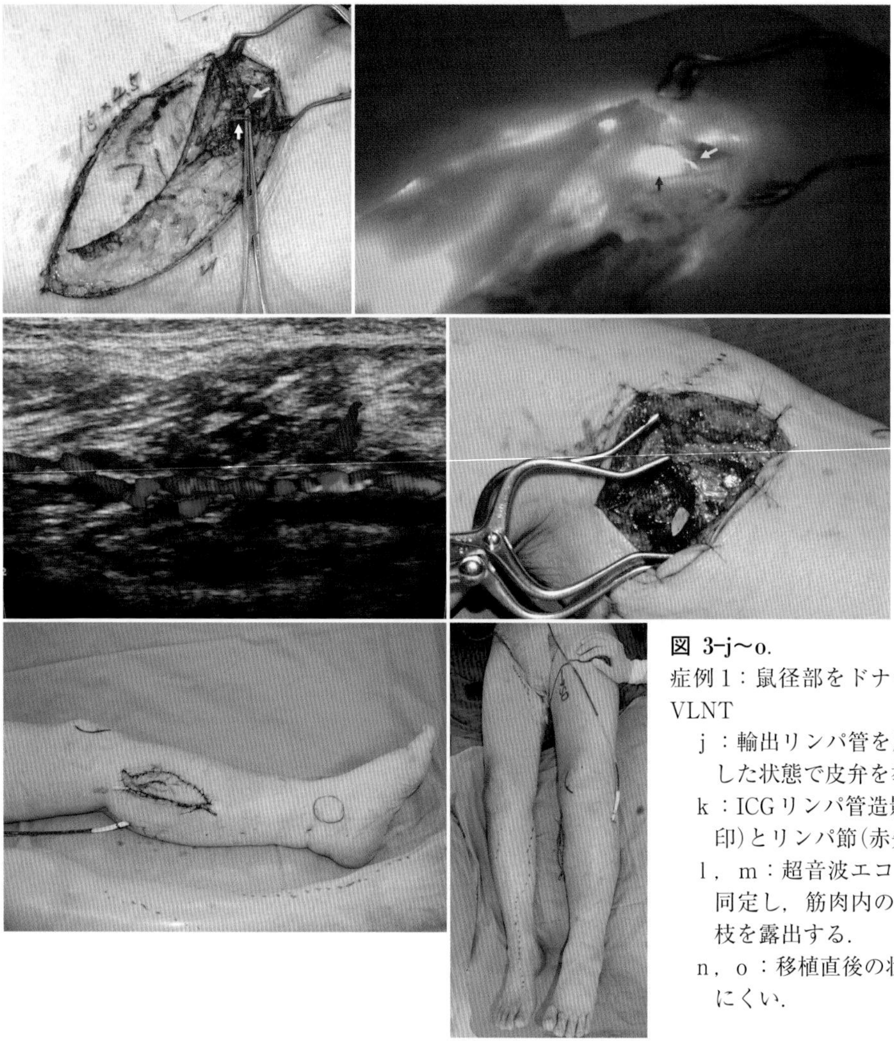

```
j k
l m
n o
```

図 3-j～o.

症例 1：鼠径部をドナーとする下肢リンパ浮腫への VLNT

　j：輸出リンパ管を用いた LVA（黄色矢印）を付加した状態で皮弁を挙上（赤矢印：SCIA/V）

　k：ICG リンパ管造影下の所見．LVA 部位（黄色矢印）とリンパ節（赤矢印）を認める．

　l，m：超音波エコーで腓腹筋内の血管の位置を同定し，筋肉内の剥離を進め腓腹動静脈の筋肉枝を露出する．

　n，o：移植直後の状態．正面視では皮弁が目立ちにくい．

り注意が必要である．まず，中枢側の皮膚切開から SCIA と SCIV を同定する．SCIA と SCIV は独立して走行しているが，SCIA の伴走静脈が発達し吻合に使用できる場合もある．その際，リンパ節より中枢側で輸出リンパ管も同定しておく．輸出リンパ管が同定できたら，その近傍の静脈と LVA を皮弁挙上前に行っておく．続いて，皮弁の末梢側から筋膜上で剥離を進め，途中 SCIA の深枝を含める場合は深筋膜を 1 cm 程度の幅で含め深枝とともに挙上していく．リンパ節と LVA 部位を含めるように血管柄を中枢側へと剥離を進め皮弁を切り離して挙上終了とする．

　移植床は，下腿の内側で正面視ではわかりにくく，解剖学的にもリンパ管の経路になっている部位を選択する．この部位では，腓腹筋内の腓腹動脈の分枝を移植床血管として使用できる．腓腹動脈の分枝の同定については，術前にマッピングした穿通枝を術中に筋膜上で同定し，逆行性に腓腹筋内の剥離を進めていけば相応の分枝が同定できる．また穿通枝がない場合であっても術中に筋膜上から超音波エコーを用いることで容易に分枝の位置を把握することができる．

　血管吻合は，SCIA の浅枝と深枝，SCIV と伴走静脈を用いれば multiple に血管吻合を行うことができる．

　術後の状態（図 3-k, o）．正面視では接線方向に皮弁が配置され，解剖学的にもリンパ管の通り道に位置しているため，整容的にも機能的にも下腿内側は移植床として有用である．

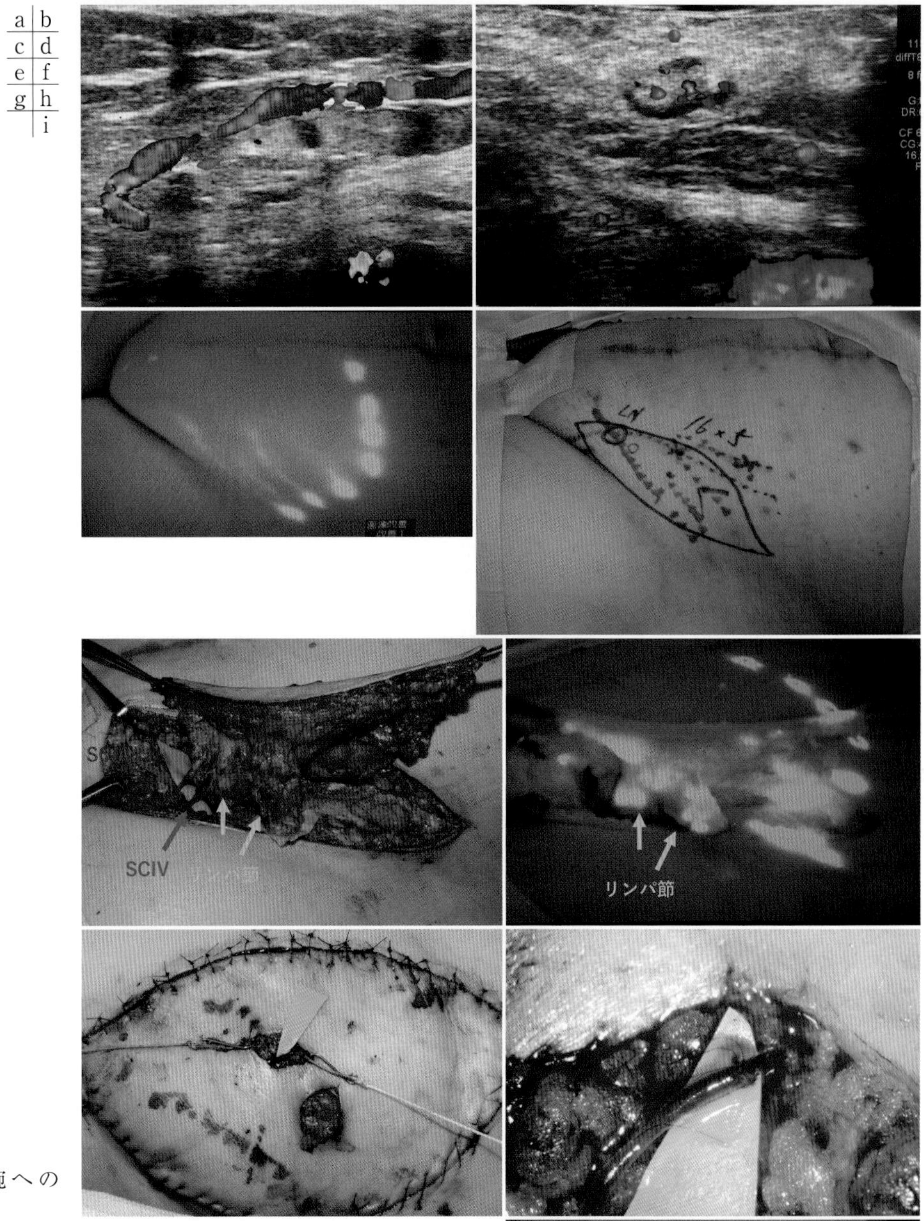

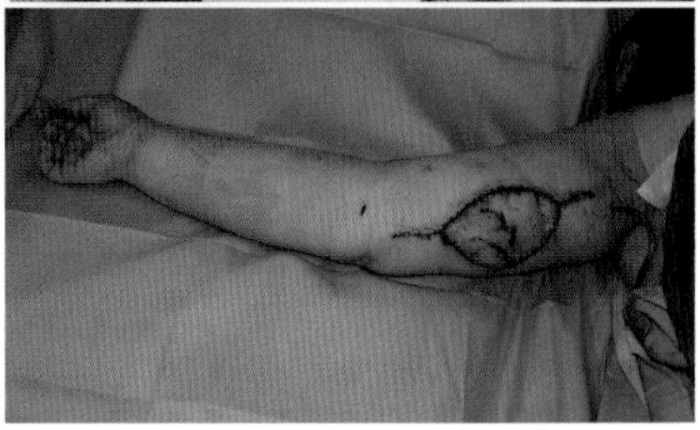

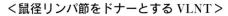

a	b
c	d
e	f
g	h
	i

図 4.

症例 2

上肢リンパ浮腫の上腕への
VLNT

a，b：超音波エコーで SCIA とリンパ節の位置を確認する．

c：ICG リンパ管造影でリンパ管の位置を確認する．

d：鼠径部における皮弁のデザイン．SCIA とリンパ管とリンパ節を含める．

e，f：皮弁挙上時の状態．SCIA と SCIV を血管柄としている．皮弁内にはリンパ節が 2 個含まれている．

g，h：皮弁内で LVA を行った．

i：手術終了時

＜鼠径リンパ節をドナーとする VLNT＞

症例 2：53 歳，女性．乳癌術後上肢リンパ浮腫（図 4）

鼠径部における皮弁のデザインは，超音波エコーを用いて血管柄（SCIA）とリンパ節の位置を，ICG リンパ管造影法を用いてリンパ管の位置を，それぞれマーキングして皮弁内に含めるようにする．リンパ節は SCIA に沿って存在しているものを選択する．皮弁の挙上は，中枢側から行い，まず SCIA 浅枝と SCIV を同定する．動静脈は通常

独立して走行している．リンパ節は，挙上過程で視認できることもあれば，脂肪組織内を触診で確認できることもある．移植床については，上腕内側を選択した場合は上腕動静脈の筋肉枝を移植床血管として使用する．本症例では，移植時に皮弁内においてLVAを行っている．

＜外側胸部をドナーとするVLNT＞

症例3：55歳，女性．子宮癌術後下肢リンパ浮腫（図5）

外側胸動脈（LTA）と外側胸静脈（LTV）の走行をエコーで確認し，ICGリンパ管造影でマッピングした外側胸部のリンパ管を含めるように皮弁をデザインする．リンパ節を肉眼的に確認できることは少ないが大胸筋外側縁から前鋸筋上の軟部組織を含めることで外側胸動静脈に沿う胸筋リンパ節を採取できる．外側胸動静脈を血管柄にする方が挙上しやすいが皮弁の生着範囲は小さい．リンパ管を長く採取するような大きな皮弁が必要な場合は，胸背動静脈を血管柄とすることもある．リンパ節採取部に続発する医原性の上肢リンパ浮腫の発症を予防するためにも，reverse mapping法により上肢と体幹の所属リンパ節を識別する手技を利用する場合もある[19]．

本症例では，リンパ節を確認できた．また，皮弁内のリンパ管を使用しLVAを追加している．血管柄も，LTAの浅枝と深枝をそれぞれ血管柄として2分割してflapを挙上した．移植床は，大腿と下腿内側の穿通枝を移植床血管として移植した．術後の状態である．

VLNT後のリンパ節の機能について

下肢リンパ浮腫において，鼠径リンパ節が瘢痕化してほとんど消失している症例を経験する．骨盤内リンパ節郭清によって，鼠径リンパ節より上流のリンパの流れが障害されているためと考えられる．VLNT後のリンパ節の数に関する報告があるが，長期的な経過観察を行った報告はなく前述のようにリンパ節内のリンパ環流障害によりそのほとんどが瘢痕化してしまう可能性も否定できな

い[28]．その点において，リンパ節の機能を維持するためには輸出リンパ管のリンパ再建を行っておくことも重要であり，本症例1のように輸出リンパ管を用いてLVAを行いリンパ節内のリンパ環流を維持することは長期的にもリンパ機能を維持するという観点からも必要な手技だと考えられる．

まとめ

VLNTは，リンパ浮腫に対し生理的なリンパ循環を回復することで浮腫軽減を期待する手術法である．当初，有茎皮弁として始まったリンパ節移植術は，マイクロサージャリーの導入によりVLNTとして，多様な移植部位と皮弁採取部が報告されるようになった．治療効果については，種々の報告はあるものの一定のコンセンサスはなく，今後も長期経過における結果を十分に吟味する必要があり，VLNTの適応は慎重に決めるべきであると考えられる．

参考文献

1) Clodius, L., et al.：The lymphatics of the groin flap. Ann Plast Surg. 9(6)：447-458, 1982.
2) Goldsmith, H. S.：Long term evaluation of omental transposition for chronic lymphedema. Ann Surg. 180(6)：847-849, 1974.
3) Becker, C., et al.：Postmastectomy lymphedema：long-term results following microsurgical lymph node transplantation. Ann Surg. 243(3)：313-315, 2006.
4) Barreiro, G. C., et al.：Lymph fasciocutaneous lateral thoracic artery flap：anatomical study and clinical use. J Reconstr Microsurg. 30(6)：389-396, 2014.
5) Cheng, M. H., et al.：A novel approach to the treatment of lower extremity lymphedema by transferring a vascularized submental lymph node flap to the ankle. Gynecol Oncol. 126(1)：93-98, 2012.
6) Althubaiti, G. A., et al.：Vascularized supraclavicular lymph node transfer for lower extremity lymphedema treatment. Plast Reconstr Surg. 131(1)：133e-135e, 2013.
7) Nguyen, A. T., et al.：Long-term outcomes of the

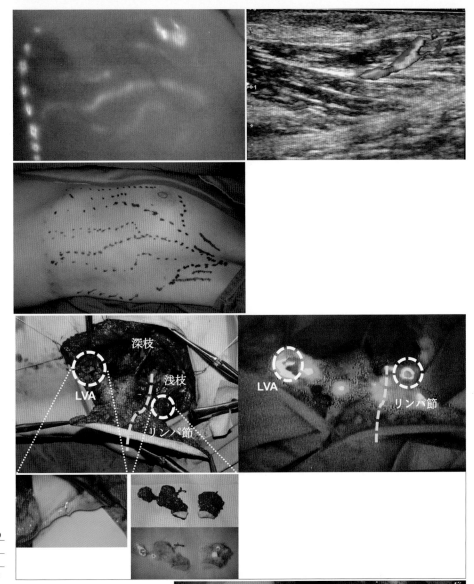

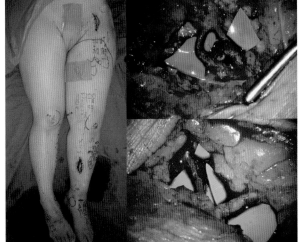

図 5.

症例 3：外側胸部をドナーとする下肢リンパ浮腫へ
の VLNT

　a：外側胸部のリンパ管造影所見

　b：エコー超音波で外側胸動静脈を確認しておく.

　c：リンパ管と外側胸動静脈のマーキング

　d：皮弁挙上時. 血管柄として外側胸動静脈の深
　　　枝と浅枝を同定した. 深枝を血管柄とする皮弁
　　　では皮弁内で LVA を行った. 浅枝を血管柄とす
　　　る皮弁内には肉眼的にリンパ節を認めた.

　e：移植床血管は, それぞれ大腿部と下腿の穿通
　　　枝として移植を行った.

minimally invasive free vascularized omental lymphatic flap for the treatment of lymphedema. J Surg Oncol. **115**(1)：84-89, 2017.

8) Pappalardo, M., et al.：Vascularized lymph node transfer for treatment of extremity lymphedema：An overview of current controversies regarding donor sites, recipient sites and outcomes. J Surg Oncol. **117**(7)：1420-1431, 2018.

9) Chang, D. W.：Combined approach to surgical treatment of lymphedema. Lymphat Res Biol. **19**(1)：23-24, 2021.

10) Cheng, M. H., et al.：The mechanism of vascularized lymph node transfer for lymphedema：natural lymphaticovenous drainage. Plast Reconstr Surg. **133**(2)：192e-198e, 2014.

11) Becker, C., et al.：Microlymphatic surgery for the treatment of iatrogenic lymphedema. Clin Plast Surg. **39**(4)：385-398, 2012.

12) Becker, C., et al.：Surgical treatment of congenital lymphedema. Clin Plast Surg. **39**(4)：377-384, 2012.

13) Yan, A., et al.：Adipose-derived stem cells promote lymphangiogenesis in response to VEGF-C stimulation or TGF-β1 inhibition. Future Oncol. **7**(12)：1457-1473, 2011.

14) Miranda Garcés, M., et al.：Intratissue lymphovenous communications in the mechanism of action of vascularized lymph node transfer. J Surg Oncol. **115**(1)：27-31, 2017.

15) Shesol, B. F., et al.：Successful lymph node transplantation in rats, with restoration of lymphatic function. Plast Reconstr Surg. **63**(6)：817-823, 1979.

16) Cheng, M. H., et al.：Vascularized groin lymph node flap transfer for postmastectomy upper limb lymphedema：flap anatomy, recipient sites, and outcomes. Plast Reconstr Surg. **131**(6)：1286-1298, 2013.

17) Saaristo, A. M., et al.：Microvascular breast reconstruction and lymph node transfer for postmastectomy lymphedema patients. Ann Surg. **255**(3)：468-473, 2012.

18) Dancey, A., et al.：A chimeric vascularised groin lymph node flap and DIEP flap for the manage-
ment of lymphoedema secondary to breast cancer. J Plast Reconstr Aesthet Surg. **66**(5)：735-737, 2013.

19) Dayan, J. H., et al.：Reverse lymphatic mapping：a new technique for maximizing safety in vascularized lymph node transfer. Plast Reconstr Surg. **135**(1)：277-285, 2015.

20) Dayan, J. H., et al.：The use of magnetic resonance angiography in vascularized groin lymph node transfer：an anatomic study. J Reconstr Microsurg. **30**(1)：41-45, 2014.

21) Tinhofer, I. E., et al.：The surgical anatomy of the vascularized lateral thoracic artery lymph node flap—A cadaver study. J Surg Oncol. **116**(8)：1062-1068, 2017.

22) Patel, K. M., et al.：Preplanning vascularized lymph node transfer with duplex ultrasonography：an evaluation of 3 donor sites. Plast Reconstr Surg Glob Open. **2**(8)：e193, 2014.

23) Tzou, C. H., et al.：Surgical anatomy of the vascularized submental lymph node flap：Anatomic study of correlation of submental artery perforators and quantity of submental lymph node. J Surg Oncol. **115**(1)：54-59, 2017.

24) Poccia, I., et al.：Platysma-sparing vascularized submental lymph node flap transfer for extremity lymphedema. J Surg Oncol. **115**(1)：48-53, 2017.

25) Saltz, R., et al.：Laparoscopically harvested omental free flap to cover a large soft tissue defect. Ann Surg. **1217**(5)：542-546；discussion 546-547, 1993.

26) Viitanen, T. P., et al.：Donor-site lymphatic function after microvascular lymph node transfer. Plast Reconstr Surg. **130**(6)：1246-1253, 2012.

27) Vignes, S., et al.：Complications of autologous lymph-node transplantation for limb lymphoedema. Eur J Vasc Endovasc Surg. **45**(5)：516-520, 2013.

28) Gustafsson, J., et al.：Correlation between quantity of transferred lymph nodes and outcome in vascularized submental lymph node flap transfer for lower limb lymphedema. Plast Reconstr Surg. **142**(4)：1056-1063, 2018.

PEPARS　No.210：51-60，2024

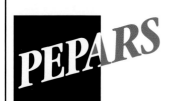

◆特集／今すぐ始めるリンパ浮腫治療

治　療

今すぐ始める脂肪吸引

山田　潔[*1]　三宅一正[*2]　丸濱　恵[*3]

Key Words：リンパ浮腫（lymphedema），外科治療（surgical treatment），減量手術（debulking surgery），脂肪吸引術（liposuction）

Abstract　リンパ浮腫に対する脂肪吸引術が国内で実施されるようになって10数年が経過した．この手技は侵襲度が比較的高いため，治療開始初期には合併症が比較的多く見られたが，術式と周術期管理の洗練により低減することができ，また中期的に安定した結果が得られるようになり，QOL の向上と高い満足度が得られるようになってきた．よい治療結果を得るためのポイントとして，① 適応患者を厳密に検討する，② セラピストが密に介入できる環境を作る，③ 術後用の平編みストッキングを事前にオーダー作成しておく，④ タニケットと吸引しやすいカニューラを用いて術中出血をできるだけ減じる，⑤ 術後貧血により回復が遅れがちなので，自己血貯血を用意しておく，⑥ 術後の疼痛コントロールをしっかり行う，といった点が挙げられる．美容目的の脂肪吸引と異なりダウンタイムが非常に長いため，長期にわたるフォローアップ体制を築いてから実施したい．

はじめに

リンパ浮腫管理指導の体制が進んで早期発見・早期介入されるようになり，重症のリンパ浮腫患者は減少傾向にある．しかしもともと肥満傾向の患者，短期間で炎症を繰り返している症例，原発性などで受診が遅れた症例では脂肪沈着・皮膚皮下組織の肥厚と線維化が進んで著明なボリュームを呈している症例がまだまだ散見される．これらの症例ではどんなに厳密な複合治療を行っても患肢のボリュームを抑えるのには限界があり，形状の左右差が残ってしまう．またこのような症例では LVA を行ったとしてもやはりボリュームを減少させる効果は少なく[1]，形状の改善を希望される症例，着衣選択の自由を求める症例，モチベーションの維持を希望される症例に対しては必ずしも満足のいく結果が得られない．

リンパ浮腫の過剰なボリュームを減少する方法として，チャールズ法[2]やホーマンス法[3]，トンプソン法[4]など，様々な術式が開発されたが，いずれの治療も侵襲が非常に大きく，また長期的には醜状変形や高度な瘢痕拘縮により患肢の機能が損なわれるケースも見られた．これらの術式に共通するのは，「皮膚・皮下組織を切除する」術式であり，深部リンパ系が障害されて浅リンパ系でようやく流れている症例においては，術後リンパ輸送能の低下は避けられなかった．

一方で，1970 年代中期から整容的な脂肪除去を目的とした輪郭形成術の様々な技法が欧米で開発され，その後ツメッセント麻酔と吸引カニューラを用いた「脂肪吸引術」がその効果と安全性から急

*1 Kiyoshi YAMADA，〒700-0945　岡山市北区厚生町 3-8-35　光生病院形成外科，部長/リンパ浮腫治療センター，センター長
*2 Kazumasa MIYAKE，同病院リハビリテーション科/リンパ浮腫治療センター，作業療法士
*3 Megumi MARUHAMA，同病院リハビリテーション科/リンパ浮腫治療センター，理学療法士

表 1. リンパ浮腫に対する脂肪吸引術の適応

- ISL Stage 2 以降で ADL の低下があり，積極的に減量治療を望んでいる
- セルフケアがきちんとできており，非圧痕性浮腫となっている
- BMI＜30

速に広まっていった[5]．1988 年にはすでにリンパ浮腫症例に対して脂肪吸引術が行われており[6]，原発性あるいは続発性の双方に有用であったとする報告などがなされている．また 1990 年代には Brorson らは脂肪吸引後には皮膚血流が著明に増加しており，これに伴い蜂窩織炎の頻度が減少していること[7]，上肢リンパ浮腫の脂肪吸引前後でリンパシンチグラフィを行ったところ，すでに障害されたリンパ輸送機能は術後に悪化することはなかったと報告している[8]．

日本国内では，リンパ浮腫症例に対して脂肪吸引術が導入されたのは形成外科医がリンパ浮腫を積極的に扱うようになった 2010 年代中期以降のことである．

我々は 2013 年より脂肪沈着が著明なリンパ浮腫症例に対して脂肪吸引術を行ってきた[9)10)]．長期的な結果が不明なため症例をかなり厳選しており，手術手技や周術期管理を少しずつ改善しながらフォローアップしている．症例数はまだ80例程度であるが，比較的良好な結果が得られており，患者の満足度も高い．本稿では現在の手技と周術期管理について述べる．

手術適応

我々が考える手術適応は，① ISL Stage 2 以降 ADL の低下があり，積極的に減量治療を望んでおり，② セルフケアがきちんとできて非圧痕性浮腫となっており，さらに ③ BMI＜30 の症例である（表1）．リンパ浮腫に対する脂肪吸引術は，局所麻酔で施行できる LVA と比べて身体への侵襲度が比較的高く，術後の回復に時間を要し，また術後のリンパケアも非常に長期間に及ぶため，患者自身が全体のプロセスを理解できている必要がある．特に厳密な圧迫療法が肝心で，患者自らが積極的にケアをしているような症例を選ぶことが上手くいくコツであると考える．

具体的な適応としては，リンパ浮腫により患肢の脂肪沈着が著明で日常生活に支障をきたしているものである．当院ではリンパ浮腫の複合治療が完了し，1 年以上継続してセルフケアが実行できていることを条件としており，日中は CCL 2〜3 の平編みストッキング，夜間はフルバンテージもしくは CCL 2 の平編みストッキングで通年過ごせる症例である．特に夜間圧迫が重要で，ゆるいウェーブストッキングでは吸引後の皮膚が凸凹になってしまい用を成さない．また，術後早期はショートスパンでリンパセラピストのチェックを受けた方がよいため，そのような環境が整っている方が望ましい．

一方，患者の全身状態としては，手術侵襲や術後のダウンタイムを考えると，PS 0（＝日常生活が全く問題なく送れる）であること，さらに基礎疾患が良好にコントロールされており，重篤な感染症や血液凝固異常がないことを条件としている．

また，当院で行った過去の症例から高度肥満の症例は 8 割ほどがリバウンドしているため，手術の適応は BMI＜30 としている[10]．

リンパ浮腫の軟部組織の特徴

リンパ浮腫を長く患うと，高蛋白性の水分が貯留してくるため軟部組織に炎症細胞が浸潤し，線維組織や脂肪細胞の増加，真皮層の肥厚，表皮の過角化などをきたしてくる．これらの変化は次第に非可逆性となり，圧迫療法では解消できなくなってくる．脂肪吸引術で減量可能なのは脂肪細胞のみであり，そのほかの成分は減量することができない．また脂肪吸引後もリンパ液の貯留によるむくみが生じてくるため，健側よりもさらに脂肪層を薄くしなければならない．結果的には手術部位の脂肪層はほとんどなくなってしまうことも多々ある（図1）．

また健常人に対する脂肪吸引と比べ，脂肪層に

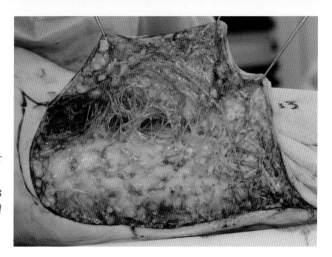

図 1.
リンパ浮腫の脂肪吸引術後の皮下の様子
皮下脂肪はほとんどなくなっており，索状物だけが残っている．皮膚も深筋膜も著明に肥厚している．

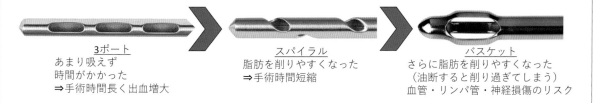

3ポート
あまり吸えず
時間がかかった
⇒手術時間長く出血増大

スパイラル
脂肪を削りやすくなった
⇒手術時間短縮

バスケット
さらに脂肪を削りやすくなった
（油断すると削り過ぎてしまう）
血管・リンパ管・神経損傷のリスク

図 2. リンパ浮腫の脂肪吸引用カニューラの変遷
リンパ浮腫の硬い脂肪を吸引するのに有利なカニューラを使用する．現在はバスケットをメインに使用しているが，油断すると削りすぎてしまうこと，脈管・神経損傷のリスクが上がる可能性がある．

線維組織が多く硬化しているため吸引カニューラの動作抵抗が高く非常に吸引しづらい．労力と時間を要することも多い．我々はリンパ浮腫患者用にかなりアグレッシブに吸引ができるカニューラを用いて対応している（図2）．さらに，健常人と比較して顕著なのが，術後のダウンタイムの長さである．健常人で下肢の脂肪吸引を行うとおよそ6か月で吸引エリアの皮膚・皮下組織の硬さが取れ，軟化してくることが多いが，リンパ浮腫患者においてはそれが6か月から12か月，遷延するケースだと数年を要することもある．特に下腿では長引く傾向があり，いったんよい状態になっても圧迫が弱くなると再燃することもしばしばある．したがって，手術を受ける側も施行する側も，お互い気長にフォローアップするつもりで治療にあたる必要がある．

術前の準備

これまでの経験から，術前に以下の準備をしておくと術後の経過が安定し安全な治療が提供でき

ると考える．

1．セルフケアの確認・指導

主に圧迫療法に着目している．24時間365日通して，平編みのストッキング（ジョブスト社　エルバレックス，メディ社　モンディなど）が着用できることを確認する．また術後の痛みが遷延した場合などでストッキング着用が困難なこともあるため，手術前にはセルフバンテージができるように指導しておく．

2．術後用ガーメントの用意

術後に装着する新しい平編みのストッキングを，入院前に用意しておく．このストッキングは術後の仕上がりを左右する重要なファクターで，術後の患肢のサイズを想定してぴったり合うようにフルオーダーで作成する．具体的には下肢であれば足先からウエストまでの平編みパンティストッキング，上肢であれば手背から肩口までのグローブとスリーブであるが，むくみの状態に応じてリンパセラピストと相談しながら決める．圧迫圧はクラス3でオーダーし，術後に必要あれば重ね履

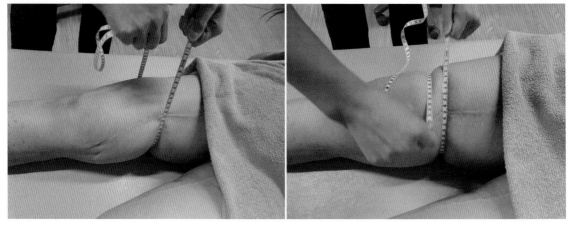

図 3. ストッキングの事前作成
術後に着用する平編みストッキングは，患者に合わせたオーダー品を使用する．し
かし術後に作成すると退院時に間に合わないため，事前にオーダーする．片側の場
合は健側を基準に作成し，両側の場合は脂肪を完全につぶして計測・オーダーする．

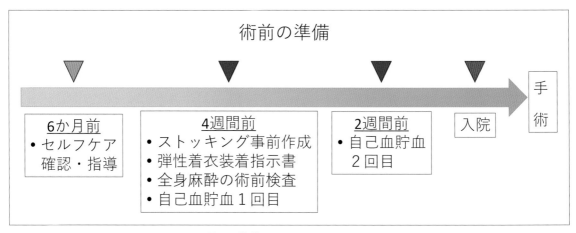

図 4. 術前のスケジュール
術前 12 か月〜6 か月前でセルフケアの状況確認と指導を行い，術後圧迫療法の重要
性を認知してもらう．
4 週間前にはストッキング事前作成，弾性着衣装着指示書，全身麻酔の術前検査に
加えて自己血貯血 1 回目を行う．2 週間前には自己血貯血 2 回目を行う．

き用のガーメントを追加する．通常このようなス
トッキングは，オーダーしてから商品が届くまで
に数週間を要するため，術後に発注していると間
に合わないので入院までに準備しておく．術前
に，術後のサイズを予想してオーダー発注するに
は慣れが必要であるが，片側の脂肪吸引の場合は
健側のサイズを基準にし，両側の場合はメジャー
で脂肪を完全につぶした状態で周径測定しオー
ダーする（図 3）．

3．自己血の用意

これまでに治療を行ってきた症例では，術後に

思った以上に貧血になるケースが多く見られた．
リンパ浮腫患者で純粋に 2,000 mL 程度の脂肪を
吸引した場合，タニケットを併用していても翌日
の採血で Hb は 8〜10 程度まで低下していること
が多く，頭痛や低血圧で回復が遅れることがしば
しばあった．術前に自己血 4 単位（800 mL）を 2 回
に分けて貯血しておき，術後に戻すことで非常に
リカバリーが早くなり，周術期管理が安定するよ
うになった．自己血の保存期間は最長で 42 日なの
で，手術日から逆算して計画的に採取する必要が
ある．脂肪吸引術は待機的手術であるため，吸引

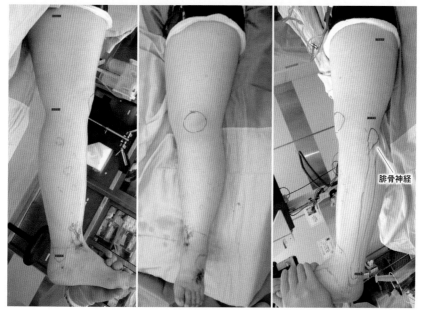

腓骨神経

図 5. デザイン
立位で脂肪が沈着し形状が崩れている範囲のアウトラインをマーキングする．
次いで，ランドマークとなる骨突出部をマーキングする．その後，カニューラ
挿入口（赤線）を決める．下肢の場合は通常 6 か所で行っているが，必要に応じ
て増減する．膝外側の切開は腓骨神経から離してデザインする．

脂肪量がおよそ 1,500 mL を超える場合は自己血を用意しておくと術者としても大きな安心が得られるのでお勧めする．

　上記 1.〜3.の準備スケジュールについて，図 4 にまとめた．

手術の実際

　リンパ浮腫に対する脂肪吸引術は侵襲度が比較的高い部類のものであるため，安全に実施するために入院管理のもと全身麻酔で行うことが望ましい．

1．デザイン

　立位で肢全体を露出した状態で観察する．脂肪が沈着し形状が崩れている範囲のアウトラインをマジックでマーキングする．特にランドマークとなる突出したところ（下肢では上前腸骨棘，膝蓋骨，腓骨頭，足関節内踝，外踝，上肢では上腕骨内側上顆，外側上顆，肘頭）は術中のガイドとなるので，わかりやすく印をしておく．

　カニューラ挿入口はツメッセントの注入と脂肪吸引共用となる．下肢の場合は足関節内踝・外踝

後方に 1 か所ずつ，下腿近位部の内側・外側に 1 か所ずつ，大腿中央の内側・外側に 1 か所ずつの合計 6 か所で全体が十分に吸引できるが，必要に応じて増減する（図 5）．

2．手術準備物品

　ツメッセント麻酔（1％キシロカイン 40 mL，ボスミン 0.5 mL＋7％メイロン 20 mL＋0.75％アナペイン 40 mL＋生食は吸引量に応じて 500〜2,000 mL），滅菌タニケット，注水用カニューラ，吸引用カニューラ（上肢は φ3〜4 mm，下肢は φ4〜5 mm のバスケットカニューラ），バンテージ物品，腰腹部圧迫用ガードル（下肢の場合）を用意しておく．

3．手　術

　全身麻酔導入後，患肢を広く消毒し，肢の基部（大腿あるいは上腕）に滅菌タニケットを装着する．できるだけ小ぶりなタニケットを使用し駆血下で吸引できるエリアを広くする．

　また出血量をできるだけ減らすためにベッドを少しヘッドダウンする．

　カニューラ挿入口を No.11 メスで 4 mm 程切開

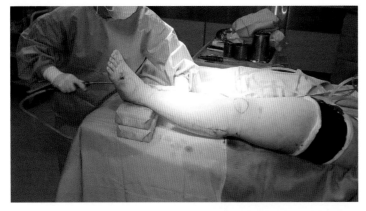

図 6.
脂肪吸引
少しヘッドダウンして患肢をタニケットで駆血後遠位肢節から脂肪吸引を開始する. カニューラの直径は上肢では 3〜4 mm, 下肢では 4〜5 mm で, working length は 35 cm のものを使用している.

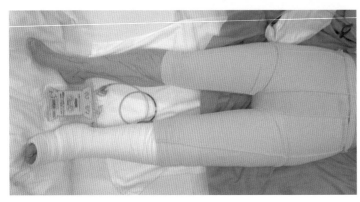

図 7.
手術直後の圧迫療法
吸引終了後はカニューラ挿入口をラフに縫合して, 手術台の上で速やかに圧迫を行う. 足先から大腿基部までは多層包帯による圧迫を行い, その上から腰殿部圧迫用のガードルを重ねる. 本症例では TG グリップを縫製したガードルを使用している.

し, 注水用カニューラでツメッセント麻酔を注入する. ツメッセント麻酔の量は, 従前は出血量の低減と術後疼痛緩和のため wet で行っていたが, 注入量が多いと吸引に時間を要するのと術後の浮腫みがなかなか引かないため, 近年では注入量を減らして semi-wet〜dry に近い状態としている.

その後, タニケットで駆血し遠位肢節から脂肪吸引を開始する. カニューラの直径は上肢では 3〜4 mm, 下肢では 4〜5 mm で, working length は 35 cm のものを使用している(図6). カニューラ先端形状は当初通常の脂肪吸引で頻用される 3 port を使用していたが, リンパ浮腫患者の脂肪は通常よりも硬く吸引いづらいため, 現在ではバスケット型のカニューラを使用している. 吸引口が大きく開いているため, 軽い力で非常にスピーディに吸引が可能であるが, 脂肪が柔らかい部位では過度に削り過ぎてしまうため注意が必要である. 吸引の際は脈管・神経の損傷を低減するためにカニューラはできる限り肢の長軸方向に動かすようにする. 吸引する脂肪の層であるが, リンパ

管の多い浅筋膜下の脂肪層はできるだけ温存した方がよいとする説もある. しかし残存した脂肪が術後に再増大してくるケースもあり, 我々は浅脂肪層・深脂肪層の双方をほぼすべて吸引している. 脂肪吸引後に余剰皮膚を切除する際に脂肪層の状態を確認してみると, 皮下には脂肪組織がほぼ存在せず, 索状の線維組織のみが残存している状態である(図1).

タニケットで駆血した範囲内の脂肪吸引が終了したら, カニューラ挿入口をドレナージが利く程度にラフに縫合し, ドレッシングテープを貼ってタニケットの高さまで多層包帯でしっかり圧迫を行ったのちにタニケットを解除する. その後中枢側に残った目的とする範囲の脂肪をすべて吸引するが, ここのプロセスでは駆血下ではないため出血量を抑えるためできる限り手早く行う. その後, カニューラ挿入口を同じくラフに縫合し, ドレッシングテープを貼り, 大腿基部までは多層包帯で圧迫, 腰殿部は事前に用意している圧迫用のガードルを装着して手術を終了する(図7).

4．同時に LVA や余剰皮膚切除を行う場合

　脂肪吸引術後はできるだけ速やかに患肢全体を圧迫して出血量を減らしたい．したがって，LVAを同時に施行する場合は脂肪吸引術の前に実施する．また吸引術後に皮膚が弛むほど余ってしまう場合は余剰皮膚切除を行った方が，長期的に見ると患肢ボリュームのリバウンドが少ない．術前に複合治療をしっかり行って non pitting edema となった状態で，最もボリュームがある部分で，健側と比べ1.5倍以上の周径差がある場合は余剰皮膚切除の同時施行を検討する[10]．しかしその際は脂肪吸引終了後に余剰皮膚を切除し止血・縫合を行うため手術時間の延長と術中出血量の増加が見込まれること，縫合部の創縁壊死が起こりやすいことを十分考慮し対策する必要がある．我々は出血量の増加に対しては自己血もしくは輸血の準備を，創縁壊死に対しては余剰皮膚切除の位置をあらかじめデザインしておき，創縁近傍は脂肪吸引をやや控えめとすること，二期的にデブリードマンや修正を要する可能性について事前にインフォームドコンセントを取るなどの対策を行っている．

周術期ケアについて

1．安静度

　手術当日は基本的にはベッド上安静であるが，POD 1 より離床を促し，安静フリーとしている．体動時の疼痛が障害となることが多いので適切な除痛を図る必要がある．

2．圧迫療法

　術後の時期により圧迫療法の目的は異なる．手術直後は，止血とむくみの抑制を重視した圧迫を行う．多層包帯による大腿基部までのフルバンテージの上に，腰殿部はコンプレッションパンツやガードルを重ねる．このメニューは術後の疼痛が落ち着いてストッキングが装着できるようになるまで継続する．

　術後日数が経過して疼痛が落ち着いてきたら，なるべく早めに事前に作成した平編みストッキングの圧迫に切り替え関節運動を促進した方が患肢の形状は改善しやすくなるが，装着時に非常な疼痛（NRS 8～9 程度）を伴うため，装着30分前にロキソプロフェンあるいはアセトアミノフェンの内服を行う．また，クラス3でストッキングを作成していても遠位肢節では加圧が足りず浮腫が悪化することもあるので，その際はストッキングの重ね履きやミドルストレッチ包帯を重ねて対応する．この辺りは，リンパセラピストと相談しながら症例に応じた方法を行った方がよい．当院では脂肪吸引はすべて入院管理のもと行っており，クリニカルパスでは POD 9 で退院のスケジュールである．端的に言えば，疼痛が緩和され，セルフケアができるようになれば退院可能である．

　その後自宅では日中は動きやすいようにストッキングで，夜間は多層包帯もしくは日中と同様のストッキングで過ごしてもらう．当院ではリンパセラピストのチェックを1～2か月ごとに受けてもらい，その後術後2年程度で慎重に減圧を試みている．

　術後5年以上経過しフォローできた症例が24例あり，それらの圧迫状況を調査してみると，昼夜圧迫フリーとなっている症例（Group 0）はなく，日中のみ丸編みクラス2～3を装着し夜間圧迫フリーとなっている症例（Group 1）が1例，日中丸編みクラス2～3で夜間も圧迫継続している症例（Group 2）が8例，日中のみ平編みクラス2～3を装着し夜間圧迫フリーとなっている症例（Group 3）が2例，日中平編みクラス2～3で夜間も圧迫継続している症例（Group 4）が13例であった．つまり，リンパ浮腫の脂肪吸引術後は生涯圧迫し続けなければならないと言われていたが，実際には5年経った症例では24例中3例（12.5％）が夜間圧迫フリーで過ごせるようになっていた，ということである（図8）．

3．疼痛コントロール

　疼痛は圧迫とともに重点的にケアしたい項目である．術中に投与するツメッセントの量を少なくしていることもあり，術後数時間で手術部位の激痛を訴えるが，初期の疼痛に対してはアセトアミノフェン点滴やペンタゾシン筋中が著効する．内服が可能となったらロキソプロフェンを分3で定期内服し，急性疼痛やバンテージ巻き直しの際に

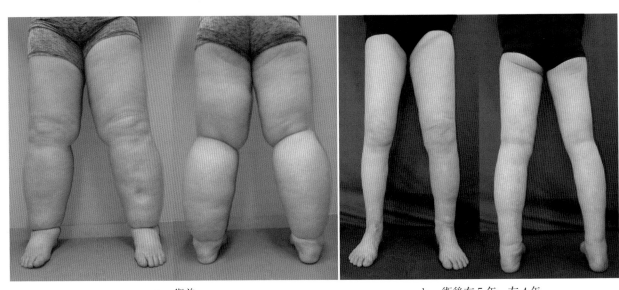

圧迫状況		
Group 0	昼夜 フリー	0
Group 1	昼 丸編みCCL2~3 夜 フリー	1
Group 2	昼 丸編みCCL2~3 夜も圧迫	8
Group 3	昼 平編みCCL2~3 夜 フリー	2
Group 4	昼 平編みCCL2~3 夜も圧迫	13

図 8. リンパ浮腫の脂肪吸引術後5年以上経過した症例の圧迫状況（N＝24）

　　　　a．術前　　　　　　　　　　　　　　　　b．術後右5年，左4年

図 9. 症例1：40代，女性．続発性両下肢リンパ浮腫．両下肢脂肪吸引術＋余剰皮膚切除
現在日中は平編みパンスト CCL 3, 夜間は平編みストッキング CCL 3 での圧迫を継続して
いる．テニスのインストラクターに復職されている．

アセトアミノフェン点滴を頓用する．術後数日で
安静時 NRS 3～4 程度まで低下してくるので疼痛
に合わせてロキソプロフェン定期内服を減量して
いく．術後1週間するとビリビリとした神経障害
性疼痛が出現してくる．これについては経過観察
でよい場合も多いが，痛みが強い場合はミロガバ
リンの内服を検討する．ベースの痛みは術後2週
間以内には落ち着いてくる．ビキビキとした疝痛
発作が，術後6～12か月程度見られることが多い．

4．薬物療法

A．抗生剤

リンパ浮腫の患肢では免疫状態が不安定なた

め，脂肪吸引を行った後は局所の炎症が収まるま
で，長めに抗生剤を投与している．通常，術後7
日間は点滴でセファゾリン1 g×2回/日投与した
後，内服でセファクロル250 mg×3回/日を10日
間投与する．術前に蜂窩織炎を繰り返している症
例では内服期間を20日間としている．

B．抗凝固薬

リンパ浮腫に対して脂肪吸引術を開始した初期
において，静脈血栓症（DVT）の発生が3/23例
（13％），肺塞栓2/23例（8.7％）と高頻度に認めら
れた．入院管理のため非常に厳密に探知した結果
とも言えるが，これを受けて DVT 予防策として

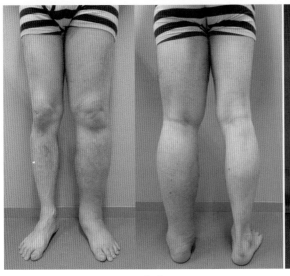
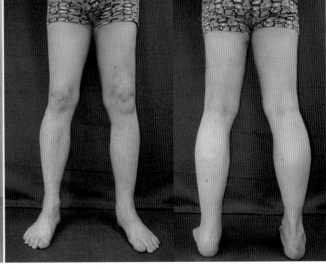

a．術前　　　　　　　　　　　　b．術後 7 年

図 10．症例 2：50 代，男性．原発性左下肢リンパ浮腫．左下肢脂肪吸引術
現在日中は平編みストッキング CCL 3，夜間は圧迫フリーで過ごしている．外観的にも
満足されている．

術後に抗凝固薬を使用している．現在は吸引脂肪量が 1,500 mL を超えた症例に対して，POD 1 よりエドキサバン 60 mg/日を 5 日間内服している．ただし，この服用により創傷出血や皮下出血斑の出現，術後浮腫の遷延などが見られるため，その必要性と投与期間についてはさらに検討が必要と思われる．

治療結果と合併症

治療経過について，代表的な症例を図 9，10 に提示する．また，これまでに下肢に実施した 70 症例の治療データと合併症を表 2 に提示する．合併症は，深部静脈血栓症が 3 例，肺塞栓が 2 例，皮膚血流障害 4 例，皮下膿瘍形成が 1 例，脂肪壊死が 1 例，腓骨神経麻痺が 1 例であった．これらのほとんどは治療開始初期に見られたもので，術式が安定し DVT 予防を講じてからはほぼ発生していない．一方，術後貧血がほとんどの症例に見られ，POD 1 の採血で Hb 6～10 g/dL に低下している症例が大半であった．Karlsson らは下肢リンパ浮腫患者に対して脂肪吸引を行った 67 例のうち，5 例は輸血を要したと述べており[11]，何らかの対策が必要と考える．我々は自己血貯血を行い，良好な経過を得ている．また Chow らは，BMI×100 mL

表 2．リンパ浮腫に対する脂肪吸引術の結果と合併症

患者プロフィール

女性　66 名/男性　4 名	
続発性　64 名/原発性　6 名	
平均年齢	57（14～80）
平均 BMI	24（17～42）
吸引脂肪量　平均	1,893（300～4,000）mL
術後入院日数　平均	10.1（5～21）日

周術期合併症

深部静脈血栓（DVT）	3 例…	全例無症状
肺塞栓（PE）	2 例…	1 例　呼吸管理
皮膚血流障害	4 例…	余剰皮膚切除例に多い
皮下膿瘍形成	1 例…	切開ドレナージ
脂肪壊死	1 例…	摘出
腓骨神経麻痺	1 例…	保存的に回復

以上の吸引はハイリスクとしており[12]，吸引量がハイボリュームになる症例では複数回に分けて行うなど，無理のない手術計画を講じる必要がある．

リンパ浮腫に対する脂肪吸引術の
メリットとデメリット

メリットとしては，患肢のボリュームが減少し，形状と運動機能が改善することで患者の身体的精神的苦痛が緩和されることである[13][14]．また蜂窩織炎の発生率を下げ[15][16]，長期的に見ても，リンパ浮腫のケアに要するコストを押し下げるこ

とが可能と報告されている[17]．単に複合的治療を継続するよりも，脂肪吸引術後の方がセルフケアのモチベーションが上がるという意見も，我々は患者からよく耳にする．

　一方のデメリットとしては，手術侵襲が比較的大きく，周術期の出血や疼痛など心身負担があること，回復までに術後数か月を要するため日常生活に影響を与える．また，術後圧迫療法を生涯継続する必要がある．しかしこれはリンパ浮腫患者にとっては脂肪吸引をしなくても同様であるため，どうせ圧迫するのであれば形状がよい方が嬉しいという見方もある．また自験例では圧迫を段階的に落としていきフリーの状態を作れる症例もあるため，必ずしも「生涯圧迫」が必要とは限らないようである．今回は具体的に提示していないが，長期的には下腿は太くなりやすく，大腿部は逆に細くなりすぎやすい．また足背部はボリュームがあっても脂肪は少なく肥厚した線維組織であることが多いため，吸引できないケースが多い．これらは脂肪吸引術のデメリットというよりも，術式の限界と言える．

まとめ

　総合的に見ると，リンパ浮腫の脂肪吸引術は周術期の心身負担が大きいものの，得られるメリットは大きい．手術適応があり，インフォームドコンセントが得られた症例においては積極的に施行してもよいと我々は考えている．今後さらに術式や周術期マネージメントのリファインがなされ，安全な脂肪吸引術が普及することを願っている．

参考文献

1) Maegawa, J., et al.：Net effect of lymphaticovenous anastomosis on volume reduction of peripheral lymphoedema after complex decongestive physiotherapy. Eur J Vasc Endovasc Surg. 43：602-608, 2012.

2) Charles, R. H.：The surgical treatment of elephantiasis. Ind Med Gaz. 36：84-99, 1901.

3) Homans, J.：The treatment of elephantiasis of the legs. A preliminary report. N Engl J Med. 215：1099-1104, 1936.

4) Thompson, N.：Surgical treatment of chronic lymphoedema of the lower limb. With preliminary report of new operation. Br Med J. 2：1566-1573, 1962.

5) Bellini, E., et al.：A journey through liposuction and liposculpture：Review. Ann Med Surg. 24：53-60, 2012.

6) Coleman, W. P., 3rd.：Noncosmetic applications of liposuction. J Dermatol Surg Oncol. 14：1085-1090, 1988.

7) Brorson, H., Svensson, H.：Skin blood flow of the lymphedematous arm before and after liposuction. Lymphology. 30：165-172, 1997.

8) Brorson, H., et al.：Liposuction reduces arm lymphedema without significantly altering the already impaired lymph transport. Lymphology. 31：156-172, 1998.

9) 山田　潔ほか：【実践リンパ浮腫の治療戦略】下肢リンパ浮腫進行例に対する脂肪吸引術．PEPARS. 130：65-74, 2017.

10) 山田　潔ほか：【患者に寄り添うリンパ浮腫診療—診断と治療—】リンパ浮腫の減量手術．PEPARS. 188：61-71, 2022.

11) Karlsson, T., et al.：Complete reduction of leg lymphedema after liposuction：A 5-year prospective study in 67 patients without recurrence. Plast Reconstr Surg Glob Open. 11：e5429, 2023.

12) Chow, I., et al.：Is There a safe lipoaspirate volume? A risk assessment model of liposuction volume as a function of body mass index. Plast Reconstr Surg. 136：474-483, 2015.

13) Chen, W. F., et al.：Does liposuction for lymphedema worsen lymphatic injury? Lymphology. 56：3-12, 2023.

14) Tang, N. S. J., et al.：Quality-of-life outcomes after operative management of primary and secondary lymphoedema：a systematic review. ANZ J Surg. 91：2624-2636, 2021.

15) Granoff, M. D., et al.：A single institution multidisciplinary approach to power-assisted liposuction for the management of lymphedema. Ann Surg. 276：e613-e621, 2022.

16) Forte, A. J., et al.：Lipoaspiration for the treatment of lower limb lymphedema：A comprehensive systematic review. Cureus. 11：e5913, 2019.

17) Bloom, J. A., et al.：Power-assisted liposuction for lymphedema：A cost-utility analysis. Plast Reconstr Surg Glob Open. 10：e4671, 2022.

KAI MEDICAL

皮膚生検・穿孔
または組織採取

生検トレパン

販売名：生検トレパン / 医療機器承認番号：21900BZX01212000

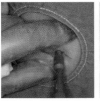
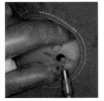

臨床例：腫瘍摘出

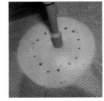
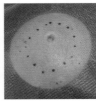

臨床例：粉瘤治療

広範囲のサイズ、様々なタイプを揃えています

レギュラータイプ

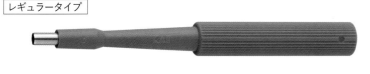

ロングタイプ

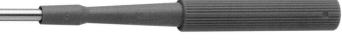

大径タイプ

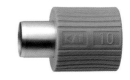

プランジャー付タイプ

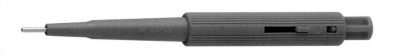

プランジャーの先端が刃から飛び出します

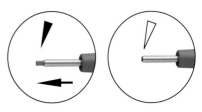

製造販売元
カイ インダストリーズ株式会社
医療器事業本部　国内営業部

〒501-3992 岐阜県関市小屋名1110
Phone （0575）28-6600　Fax （0575）28-6611
https://www.kaimedical.jp/

詳細はこちらから

PEPARS No.210：62-71，2024

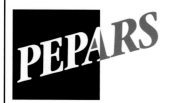

◆特集／今すぐ始めるリンパ浮腫治療

治 療

重症リンパ浮腫症例に対する私どもの治療戦略
—元気になったらJRで鉄道旅行を！—

三原　誠[*1]　原　尚子[*2]　一ノ瀬　充[*3]
下村文香[*4]　高坂智香子[*5]

Key Words：リンパ浮腫（lymphedema），象皮病（elephantiasis），保存療法（conservative treatment），象皮病根治術（curative therapy of elephantiasis），リンパ管エコー（lymphatic ultrasound），YouTube

Abstract　　超重症リンパ浮腫の治療は難しい問題であるが，患者の症状や，生活の質を改善するために，私たちは5つの具体的な戦略を提案する．第1に，手術を行うリンパ外科・形成外科医師とリンパセラピストが協力し合い，患者1人ひとりに合わせたオーダーメイドの治療を行うこと．第2に，治療者の勘や経験だけでなく，科学的なデータに基づいて治療を進めることで，よりよい結果を目指すこと．第3に，手術のタイミングや，方法，術前検査などを見直し，患者へのリスクを減らしつつ，よりよい効果を出せるよう努力すること．第4に，精神面のサポートや体の機能を回復するリハビリなど，他科医師と協力して，患者を全面的に支えること．最後に，病院だけでなく地域の医療機関・スポーツジムとも連携をとり，日常生活でのセルフケアを確立させること．これらの取り組みを通じて，リンパ浮腫を持つ患者がよりよい毎日を送れるよう支援する．これらのポイントを押さえ，超重症リンパ浮腫症例が長期的な視点で改善することで，温泉や旅行など人生を楽しむことが可能となりる．

　本稿では，私どもが重症リンパ浮腫の治療を行うにあたって，心がけている治療戦略について記載する（図1〜3）．重症リンパ浮腫の治療は，これまで手術療法や，入院保存療法が中心とされてきたが，私どもの経験では，長期的な症状改善ではなく，短期的な症状改善（退院後の症状増悪など）に陥ってしまう場合が多い．私どもとしては，患者自身が自分のセルフケア，セルフチェックを継続的に行うとともに，長期的な視点に立って治療戦略を立てる必要性を実感している．

*1 Makoto MIHARA，〒151-0053　東京都渋谷区代々木1-35-3　toDOe代々木ビル3F　むくみクリニック，院長/JR東京総合病院リンパ外科・再建外科
*2 Hisako HARA，JR東京総合病院リンパ外科・再建外科，医長/むくみクリニック
*3 Mitsuru ICHINOSE，JR東京総合病院看護部
*4 Fumika SHIMOMURA，同
*5 Chikako TAKASAKA，同

【治療戦略1】
リンパ外科・形成外科医とリンパセラピストの良好な連携

1．定期的な症例検討会・勉強会の実施

　私どもの経験では，リンパ外科・形成外科医（以下，リンパ外科医）は比較的，手術治療を最優先として治療方針を組み立てる傾向にある．対して，リンパセラピストは患者側の立場に立ち，手術以外の保存療法を最優先として治療方針を組み立てる傾向にある．そのためリンパ外科医とリンパセラピストの治療方針は，対立しやすい傾向にある．

　実際は，患者の治療への意欲や理解度，病態，サポート体制に合わせて，手術や保存療法を上手く組み合わせることが大変重要であり，医療者間で対立するのではなく，結束し協調する診療チーム体制作りが必要となる．そこで私どもは，リンパセラピストとともに定期的（週1回程度）な症例

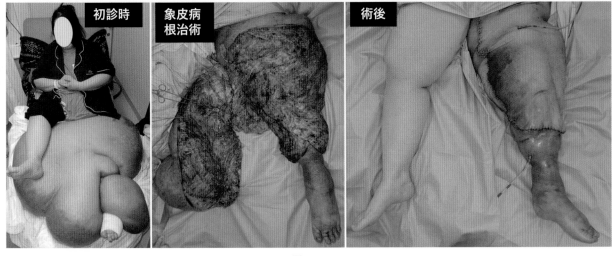

図 1.

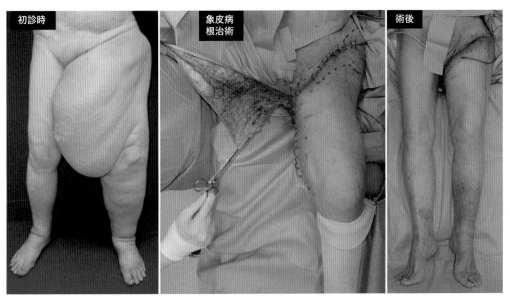

図 2.

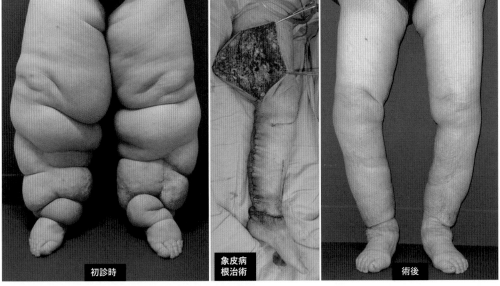

図 3.

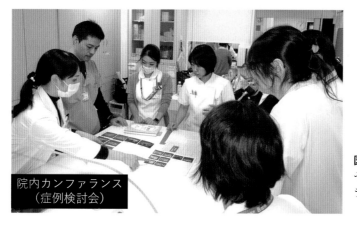

図 4.
セラピストと医師のカンファ
ランス風景

検討会や勉強会を行うことで，リンパ外科医療や保存療法の最新情報を共有し，チーム内で共通言語や，共通の治療方針を日々すり合わせている（図4）．その上で患者ごとの治療方針を策定し，治療経過の変化に合わせて，治療方針を細やかに変更することとしている．

2．外来診療でできること，できないこと

リンパ浮腫患者数に対して，リンパ浮腫の治療に対応した医療機関が少ないことから，リンパ浮腫を治療している医療機関の外来は常に予約で埋まっている（場合によっては，予約枠を超えて多数の患者を受け入れている）ことが多い．私どもは，一時，外来の予約が取れないことから，外来枠を抽選制としていた時期もあった．また，外来の待ち時間が7時間を超えることもあったため，患者やその家族の負担が非常に大きくなっていた．

医療者側の立場としては，外来があまりに忙しすぎるため，休憩も取れずに外来を行うことや，効率的に外来を行うため，診療時間が大変短く（数分程度）なってしまうことが頻発していた．他施設の話を伺うと，医療者の負担が大きすぎるためスタッフが徐々に疲弊し，最終的に外来を閉じ，リンパ浮腫診療をストップせざるを得なくなる状況になる場合も見られる．そのため外来を効率的に，かつ効果的に行い，そして継続的な運営を実現するためには，外来診療にて行えることと行えないことを明確に分離し，全体的な治療計画を俯瞰しながら治療を行う必要がある．

私どもは，医療機関と治療院（主に開業するあん摩マッサージ師や柔道整復師）との連携を強化している．医療機関で行うべき診断や，治療計画策定は医療機関で担当し，日々のセルフケアの指導や，弾性ストッキングのフィッティング・装着指導は連携する治療院に依頼することとした．

これによって軽症や中等症の患者の診療負担が減り，外来の枠に余裕が生まれたことで，蜂窩織炎を繰り返す症例やリンパ漏などを伴う重症例に対し，医療機関で集中して診療を行えるようになった．また，軽症や中等症のリンパ浮腫症例に関しては，（自費診療とはなるが）治療院で時間をかけて指導してもらうことで，治療の満足度が高くなる傾向が見られる．

3．入院診療の方針

特に重症リンパ浮腫症例においては，集中排液治療に加えて，患者ごとの病態に合わせた保存療法の実施が求められる．そのため，私どもは患者の状態を適宜チェックしながら，効果的な治療を行うために，入院（2〜4週間）での治療を提案している．私どもが行う入院治療は，患者本人が治療を実施することを前提としており，原則としてリンパセラピストは治療の実施者ではなく，あくまで補助者としてサポートするに留まる．また，入院中に患者本人が治療意欲を失い，自分自身で治療を継続できない場合には，入院による体力低下のリスクなどを抑える必要性から，直ちに入院治療を中断する．これらの内容は患者本人や家族に事前説明し，同意書を得る[1]．

厳しい方針にも思えるが，同意書にサインをすることで，患者本人は自立する必要性を再認識し，医療者に依存せず，退院後もセルフケアを継続的に実施できるようになる．

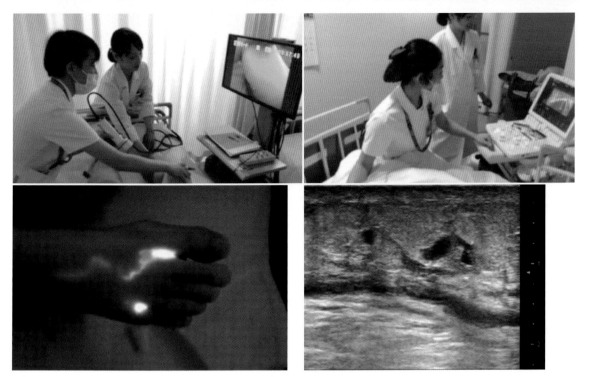

a | b

図5. セラピストによるICG・超音波検査習得

【治療戦略2】
治療者の勘に頼らない
エビデンスに基づく治療の実践

1. 超音波装置(リンパ管エコー含む)の活用

　私どもは, 超音波装置を最大限活用しながらリンパ浮腫診療を行う. 私どもとは, リンパ外科医である医師と, リンパセラピストであるコメディカルスタッフ(看護師・理学療法士・あん摩マッサージ師など)も含まれる(図5). 治療の導入段階において, 超音波検査によって, 保存療法で徐々に浮腫が改善する経過や, 保存療法ではこれ以上改善しない状況であることの確認を行い, 必要に応じて治療方針を保存療法から外科治療に切り替える.

　外科治療においては, リンパ管が異常拡張している場合, リンパ管静脈吻合術(以後, LVA)を計画する[2)3)]. 余剰な皮膚や脂肪組織が存在することで, 保存療法がうまく実施できないことが考えられる場合には, 余剰皮膚や余剰の脂肪組織を切除する象皮病根治術(脂肪吸引含む)を計画する. 外科治療の実施後, 浮腫の状態を確認しながら, 保

存療法や, 外科治療の実施を再検討する.

　超音波装置は, 痛みもなく, 短時間で実施できることから, 外来診療でも入院診療でも最大限活用している. 超音波検査は各フェーズにおいて複数回実施するため, 患者・家族も徐々に検査結果を読影できるようになってくる. これによって医療者-患者間の信頼感も上がり, より効果的な診療を実施できるようになる.

2. 圧迫圧測定装置(ピコプレス®)の活用

　リンパセラピストが保存療法を実施する際には, 弾性包帯や, 医療用弾性ストッキングを用いた圧迫療法を行う. これまでは, リンパセラピストの経験に基づく勘や, 患者自身の「履きやすさ, 実施しやすさ」によって, 包帯での圧迫方法や使用する医療用弾性ストッキングが決定されていた. しかしこの方法では, リンパセラピストの治療レベルや, 患者の治療意欲の大小によって治療手法が変化するため, 治療効果が不安定であった[4)].

　私どもは, 圧迫圧測定装置(ピコプレス®)を用い, 各患者にとって必要な圧迫圧を測定し, それに合わせた包帯の巻き方, 医療用弾性ストッキン

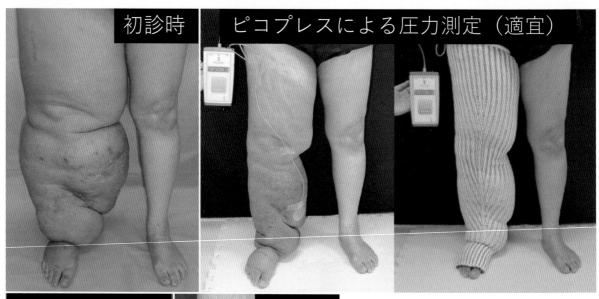

初診時　ピコプレスによる圧力測定（適宜）

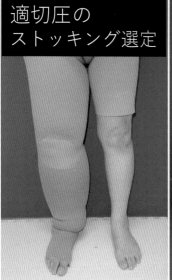

適切圧の
ストッキング選定

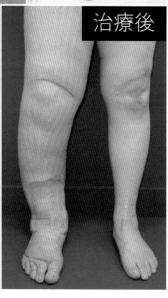

治療後

図 6.
ピコプレス® の活用

グの選定を客観的に行うことで，保存療法の治療効果を安定させることができた（図6）．重症リンパ浮腫症例においては，不適切な保存療法を長期間実施している場合も多い．適正圧迫圧の数値化を行うことで，患者本人や家族も納得のいく保存療法をあらためて決定できることに加え，患者の意欲や理解度ではなく，医療として必要な圧迫圧をリンパセラピストが自信を持って患者や家族に提案できるようになる．

適正な圧迫圧や保存療法を医療者が提案し，患者や家族がそれを納得して受け入れることが，長期的に症状が良好な状態を保つ重要なポイントである[5].

3．リンパ機能検査(リンパシンチグラフィ・ICG リンパ管蛍光造影検査

治療開始前・治療方針決定前のリンパ機能評価の重要性についても説明する．私どもは浮腫自体が悪化していても，良好なリンパ管機能が残存している症例を複数経験している．このような症例においては，保存療法やLVA の効果が比較的出やすい．

そのため，良好なリンパ管機能が残存している症例においては，本人や家族にもその旨を伝え，LVA や外来での保存療法による治療を行う．逆に，浮腫自体はあまり悪化していなくても，リンパ管機能が低下している症例においては将来的に

重症化する可能性が高い．その場合には徹底した保存療法やLVA，体重コントロールが重要であり，集中的に治療を行うことで重症化を防ぐ必要がある．これらは治療開始前に患者に説明しておく．

このような意味で，リンパ機能検査(リンパシンチグラフィやICGリンパ管蛍光造影検査)は，診療開始前に実施することが推奨される．

【治療戦略3】
手術治療の活用と，リスク低減

1．LVAについて

私どもは手術が安全に行えるようであれば，必要な手術を患者および家族に積極的に説明・提案している．特にLVA手術は，局所麻酔で行える上に，術前のリンパ管エコー検査によってリンパ管や静脈が術前に同定可能で，実際の手術時には確実に吻合でき，安定した手術成績を得ることができるのでお勧めである[6)~8)]．リンパ管エコーを導入する前は，手術中にリンパ管や静脈が見つからず，皮膚切開創が非常に長くなるケースや，(リンパ管や静脈が見つからないため)吻合を実施できずに閉創するケース，リンパ管と見間違って神経を切断するような症例が散見されていた．保存療法と比較して，LVAが蜂窩織炎を予防できることは，私どもの症例集積研究や，無作為化比較試験(RCT研究)でも証明されており，蜂窩織炎を頻発する症例においては，より積極的にLVA手術実施の提案を行っている[9)10)]．

2．脂肪吸引

重症リンパ浮腫症例に対する脂肪吸引の有効性は，国内外の学会や論文で報告されており，科学的にも証明されている[11)]．私どもも，脂肪が肥大化し，沈着した重症リンパ浮腫症例においては積極的に脂肪吸引を勧めている．

ただし，適切な保存療法が実施されていることが，脂肪吸引を行うための前提条件である．私どもが見聞きしている中では，適切な保存療法を行わないままに脂肪吸引を実施している医療機関もあり，紹介で当院を受診した患者の中には，脂肪吸引後に浮腫が再増悪した症例も見られている．脂肪吸引後は脂肪層内が瘢痕化していることもあ

り，LVA手術が実施しにくいため，腕のよいリンパセラピストと連携して，適切なタイミング・病態において脂肪吸引を実施することをお勧めする．

なお，脂肪吸引手術は，私は個人的に，彫刻に似た作業と考えている．ミケランジェロがダビデ像を彫り，素晴らしい作品を作り上げたように，私どもも形成外科医のプライドをかけて，セクシーでグラマラスな四肢を形成できるよう心がけたいものである．

国際的な論文においては，脂肪吸引はLVAと比較して，周径縮小の効果が高いため，周径縮小を希望する患者にとってはよい治療適応となる[12)]．全身麻酔での手術や，合併症として肺塞栓症などのリスクがあることは，患者・家族に丁寧なインフォームドコンセントを実施しておく必要がある．

3．象皮病根治術

超重症リンパ浮腫症例においては，余剰な皮膚や脂肪組織が蓄積しているため，象皮病根治術を計画する．私どもも20年ほど前は適切な保存療法を実施せずに，象皮病根治術を実施していたが，術後のリンパ漏や，創部離開，MRSA感染症，症状の再増悪など，高い合併症発生率であった．チャールズ法が開発された当時は，抗生物質も上手く使用されず，高い確率で感染による術後死が起こっていたことも論文で報告されている[13)]．

現在は，前述した超音波検査や，適正な圧迫圧による保存療法を実施した上で象皮病根治術を実施しており，合併症の発症率は低減している．合併症に関しては，(適切な保存療法を実施したとしても)創部離開の確率が高いため，当院では事前に患者・家族・担当医療者に創部離開の可能性を説明し，創部ケアの方法を事前に情報共有している．術後は早期に退院し，自宅で創部ケアを継続していただくことで，入院期間の長期化を防いでいる．

4．リンパ節移植術・リンパ組織移動術

私どもも血管柄付きリンパ節移植や，有茎リンパ組織移植により，症状改善した症例を経験してきた．しかしながら，現在ではリンパ管エコーの導入により，多くの症例で拡張したリンパ管の存

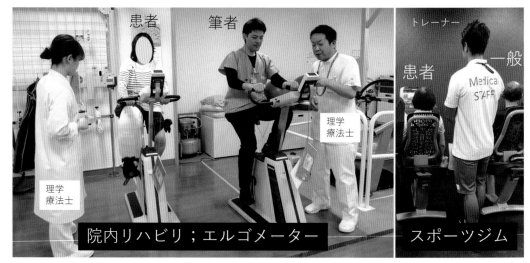

図 7. 患者さんのリハビリ写真　　　　　　　　　a｜b

在を術前に見つけることができるようになり，LVA の手術適応が広がってきたため，リンパ節移植・リンパ組織移動術の機会は著しく減っている．台湾などからは，LVA と比較してリンパ節移植の症状改善効果が高い論文も報告されているため，リンパ機能が完全に廃絶した症例においては，リンパ節移植の治療対象として検討する必要がある[14]．ドナー部のリンパ浮腫発生のリスクがあるため，患者自身が拒絶することも多い．

【治療戦略 4】
他診療科との連携

1．精神科（公認心理師含む）との連携

　重症化症例においては，リンパ浮腫発症から長期間経過していることや，医療機関から治療を断念された経験などから，医療機関への恨みや怒りを抱えている場合がある．そのため，当院で診療を行う際には，精神的に安定して治療を受けてもらうことがとても重要であると考え，早期の段階で精神科の介入，または公認心理師の介入を行っている．公認心理師による面談での細やかなヒアリングと情報共有のもと，患者の治療への意欲，疲弊感，怒り，ストレスレベルなどに応じて，治療方針を適宜変更している．また，入院治療を行った際には，退院前に地域の医療機関（訪問診療医や訪問看護師など）ともメンタル面の問題も含めて情報を共有することで，長期的に精神面も

含めてよい状態が保てるように配慮している．

2．リハビリテーション科との連携

　重症化症例においては，日頃の運動習慣がなく，筋力低下が著しい傾向にある．そのため，適切な弾性ストッキングを選定しても，体幹の筋力や，四肢筋力が低下しており，上手く弾性スリーブや弾性ストッキングが装着できない場合がある．また，運動習慣がなく，間食や飲酒などをストレス解消の 1 つの手段としているケースも頻繁に見られ，肥満傾向にある場合も多い．

　そのため，体重コントロールの重要性から，私どもは外来や入院時に，リハビリテーション科のサポートのもと，筋力評価のうえで各患者の状態に合わせたトレーニングメニューを作成し，日頃から実施していただいている（図 7-a）．徐々に浮腫が改善し，体力が向上してくると，患者は自分自身の体に自信を持てるようになり，さらに減量や筋力強化も進み，長期的に浮腫の状態が安定してくる．

3．内科（肥満外来含む）との連携

　当院では主に循環器内科のサポートを受けて診療を行っている．心不全や深部静脈血栓症のチェックだけでなく，リハビリテーション（運動療法含む）計画を策定する際にも，事前に注意点を確認している．併せて，肥満外来を有する循環器内科医による内科疾患のチェック，管理栄養士による減量を前提とした栄養指導，理学療法士に

よる患者の状態に合わせた運動療法指導も行ってもらっている．肥満治療は，メンタルケアも含めて専門的な知識や経験が必要で，私どもは肥満治療の専門外来を積極的に活用している．

私どもは乳がんや婦人科がん治療後の患者，前立腺がん治療後の患者で，治療後にホルモンバランスが変わり，体重が大幅に増加する症例を数多く診察してきた．「しょうがない」と考えて体重が増加することを放置せず，ホルモンバランスが変わった状態でも体重コントロールが実施できるよう患者指導を行っている．

患者自身が体重コントロールを自立して実施できるようになると，リンパ浮腫の状態も長期的に安定する．アメリカスポーツ医学会が2019年に発表したがん治療後のキャンサーサバイバー向け運動療法ガイドラインでは，適切な運動習慣を持つことでリンパ浮腫の状態がよくなることや，体の免疫機能が向上することでがんの発生率や再発率が低下することが報告されている[15]．私どもとしても，患者に運動習慣の獲得を勧めている．

【治療戦略5】
地域社会との連携
（訪問診療や，スポーツジムの活用）

1．訪問診療・介護保険・治療院の活用

当院では超重症リンパ浮腫症例においては，細やかな治療経過チェックが必要なことから，入院治療を推奨している．入院前より，退院後のケアを見越して，地域の訪問診療医・訪問看護師・ケアマネージャーとの連携を確立する．必要に応じて，ケアマネージャーや訪問看護師には入院中の患者の状態を適宜報告し，特殊な処置が必要な場合には担当者に当院までご足労いただき，実際の処置方法を指導する．退院後には，私どもで指示した処置を地域の医療機関や看護師とともに，患者自身が実践する．現在では，患者が自らスマホで処置方法を記録し，地元の医療者と情報共有することで，担当者が当院まで足を運ぶ必要も減ってきた．

退院後の患者が，私どもの外来に来院いただくタイミングは，退院後1〜3か月後を見込んでおり，その間は必要に応じて電話などにて情報交換を行う．なお，圧迫療法に関しても，患者の居住地域近くの治療院があれば，リンパセラピスト同士で圧迫療法について情報交換を行い，できるだけ地元でリンパ浮腫のケアが実施できる体制を確立している．

私どもとしては，入院中や来院中のみ症状を改善させるのではなく，患者が自立し，地元でも長期的によい状態が保てるように治療戦略を立てていくことを，重症例に対する治療のポリシーとしている．

2．スポーツジムの活用

入院中のリンパ浮腫患者に，（外出届を病院へ提出の上）連携するスポーツジムの定期的な利用を提案した．連携するスポーツジムのスタッフとは，事前にリンパ浮腫についての知識を共有し，問題点などがあれば随時連絡できる体制を構築した．患者曰く，一般の人々が通うスポーツジムで運動を行うことで，自分自身の体に自信がつき，積極的に社会復帰を考える機会になったとのことである（図7-b）．スポーツジムで行う運動内容に関しては，当院のリハビリ科担当スタッフと患者とで事前相談の上，過剰な負荷とならない運動を選択して実施した．院内のリハビリ室で他の患者に囲まれて実施する運動と比較して，一般の健常者に囲まれて行う運動では，より前向きで積極的な気持ちが芽生えることが科学的に証明できた[1)4)5)]．

3．家族との連携

重症リンパ浮腫患者が長期的によい状態を保つためには，家族の理解やサポートが必要となる．私どもは，治療開始前から，本人のみならず，家族とも密接なコミュニケーションを取ることとしている．治療開始後・入院中も，適宜家族とは連絡を取り，治療の経過報告を行う．特殊な処置が必要な場合は，本人への指導はもちろん，家族にも指導し，治療の見通しなども説明することで，患者本人や家族が安心して治療を実施できるようにしている．私どもの経験としては，よいコミュニケーションが取れていると，本人や家族からも積極的な治療に関する提案が出るようになり，その提案に沿って治療を行うことで，より高い治療

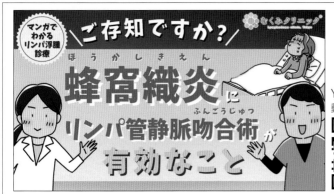

YouTubeの
動画はこちら

図 8.
当院の診療説明動画の
YouTube リンク（サムネイ
ル）

効果が得られるようになる.

　外来にて治療説明を行うのはとても時間がかかるため, 当院では診療説明や症例紹介を動画にまとめて YouTube 上にアップロードし, 患者・家族に YouTube のリンク（主に二次元コード）を渡すことで, 診療の効率化を図っている. YouTube 動画の活用によって, 外来の効率性が向上するのみならず, 医療者-患者間の信頼性が上がることも実感している（図8）. 当院の患者曰く, 私どもが作成した YouTube 動画を繰り返し閲覧することで, 自分自身の治療経過がどの段階まで進み, 今後どのように進んでいくのかを認識し, さらには退院後にも動画を繰り返し閲覧することで, 治療への意欲を維持できているとのこと. 重症リンパ浮腫の治療は時に数年にわたる長期間の治療期間が必要となるため, 患者のモチベーション維持の観点からも, 医療者による YouTube 動画の活用はお勧めである.

読者へのメッセージ

　長期的に症状改善することで, 患者自身が自立した社会生活を送ることができるようになり, 受診回数が減ることで, 医療者自身の負担も減ることを実感している. また, 症状改善して元気な生活を楽しそうに, 幸せそうに過ごしている患者を見ることで, 医療者としてのやり甲斐を実感し, 私どもも幸せな医療者人生を送ることができる.

　リンパ浮腫診療に携わる医療者には, 幸せでやり甲斐のある人生を送っていただきたいと願っている. 特に私ども JR 東京総合病院職員（OB 含む）としては, 重症リンパ浮腫患者様には, 元気に

なったらぜひ JR を使って, 諦めていたであろう旅行に挑戦して, 人生を楽しんでもらいたい. 症状が安定していれば, 東北の温泉などにも自分の足で行くことができる. もちろん, 医師やリンパセラピストの皆様にも, ぜひ JR を使って, 全国を旅して, 人生を楽しんでもらいたい.

参考文献

1) 原　尚子ほか：リンパ浮腫に対する, セルフケア習得のための入院保存療法. 静脈学. **34**(1)：35-43, 2023.
　Summary　私どもで実施している, セルフケアを学ぶための入院治療実施のコツを報告. 多領域の専門家の連携が重要であることを報告している論文.

2) Mihara, M., et al.：Ultrasonography for classifying lymphatic sclerosis types and deciding optimal sites for lymphatic-venous anastomosis in patients with lymphoedema. J Plast Reconstr Aesthet Surg. **71**(9)：1274-1281, 2018.
　Summary　超音波検査により, 集合リンパ管硬化所見を評価できることを報告した論文. 質のよいリンパ管を同定することで, 効果的に LVA 手術が実施できることを報告している論文.

3) Hayashi, A., et al.：Recent advances in ultrasound technology：ultra-high frequency ultrasound for reconstructive supermicrosurgery. J Reconstr Microsurg. **38**(3)：193-199, 2022.
　Summary　超高周波超音波装置の Super-Microsurgery（LVA や Perforator flap など）領域における有用性について報告した論文. 本技術により, Super-Microsurgery が安定して実施できることを提唱.

4) Hara, H., et al.：Compression pressure variability in upper limb multilayer bandaging applied by lymphedema therapists. Lymphat Res Biol. **19**

（4）：378-382, 2021.

Summary　リンパセラピストの経験年数や，卒業校，診療頻度などにより，圧迫療法の圧迫圧が異なることを報告した論文.

5) Hara, H., et al.：Psychological changes during inpatient conservative treatment for lymphedema. Lymphat Res Biol. 22(1)：55-59, 2024.

Summary　リンパ浮腫の入院治療により，心理学的によい効果が現れることを報告. 特に，運動療法や，スポーツジム利用の有効性を説明している論文.

6) Mihara, M., et al.：Multisite lymphaticovenular bypass using supermicrosurgery technique for lymphedema management in lower lymphedema cases. Plast Reconstr Surg. 138(1)：262-272, 2016.

Summary　LVA 手術により，著しくボリューム減少する症例は約 8% のみであることを報告. LVA を複数回実施しても，体重コントロール不良例や，不適切な弾性ストッキング装着例に関しては，症状が悪化し続けることを報告した. 手術と保存療法の組み合わせが重要であることを示した論文.

7) Nuri, T., et al.：Modified preparatory intravascular stenting technique in super-microsurgical lymphaticovenular anastomosis for the treatment of lymphedema. Plast Reconstr Surg Glob Open. 11(10)：e5308, 2023.

Summary　LVA 手術を確実に行うための，リンパ管内ステントを用いた論文. 本方法を用いることで，初学者でも安定して手術を実施することが可能となる.

8) Yamamoto, T., Yamamoto, N.：Office-based lymphatic supermicrosurgery：supermicrosurgical lymphaticovenular anastomosis at an outpatient clinic. J Reconstr Microsurg. 39(2)：131-137, 2023.

Summary　日帰り LVA 手術の有効性について報告した論文. これまで入院治療で行っていた LVA 手術が，安全に日帰り手術で実施できることを提唱.

9) Mihara, M., et al.：Lymphaticovenular anastomosis to prevent cellulitis associated with lymphoedema. Br J Surg. 101(11)：1391-1396, 2014.

Summary　LVA 手術により，リンパ浮腫関連蜂窩織炎の発生率が約 1/8 に抑えられることを証明した，オックスフォード大学（イギリス），ローマ大学・シエナ大学（イタリア）との国際共同研究を行った論文.

10) Mihara, M., et al.：Lymphatic venous anastomo-

sis and complex decongestive therapy for lymphoedema：randomized clinical trial. Br J Surg（accepted）

Summary　リンパ浮腫関連蜂窩織炎の発生頻度に関して，保存療法群と LVA 手術群との無作為化比較試験を実施. 両群ともに蜂窩織炎の発生頻度は低下するが，LVA 手術の方がより予防効果が高いことを報告した論文.

11) Carl, H. M., et al.：Systematic review of the surgical treatment of extremity lymphedema. J Reconstr Microsurg. 33(6)：412-425, 2017.

Summary　四肢リンパ浮腫に対するリンパ外科治療のシステマティック・レビュー論文. LVA や脂肪吸引，リンパ節移植，象皮病根治術などの治療効果について科学的に解析した論文.

12) Gallagher, K. K., et al.：Surgical approach to lymphedema reduction. Curr Oncol Rep. 22(10)：97, 2020.

Summary　リンパ浮腫の周径縮小に関するリンパ外科治療（脂肪吸引など）の効果についてまとめた論文.

13) Kuldeep, S., et al.：How I do it：Radical debulking of lower extremity end-stage lymphedema. J Vasc Surg Cases Innov Tech. 9(3)：101238, 2023.

Summary　超重症リンパ浮腫症例における象皮病根治術についてのまとめチャールズ法などにおけるメリットや，デメリット（合併症）についても言及.

14) Akita, S., et al.：Improvement of the efficacy of vascularized lymph node transfer for lower-extremity lymphedema via a prefabricated lympho-venous shunt through lymphaticovenular anastomosis between the efferent lymphatic vessel and small vein in the elevated vascularized lymph node. Microsurgery. 38(3)：270-277, 2018.

Summary　リンパ節移植の治療有効性について報告した論文. 輸出リンパ管と，静脈をリンパ節内で吻合することを提唱.

15) Kristin, L. C., et al.：Exercise Guidelines for Cancer Survivors：Consensus Statement from International Multidisciplinary Roundtable. Med Sci Sports Exerc. 51(11)：2375-2390, 2019.

Summary　キャンサーサバイバーの方々が運動を実施することで，リンパ浮腫が改善し，がんの再発率が低下し，心理的な面でよい効果がある論文をまとめたアメリカスポーツ医学会のガイドライン.

カラーアトラス
爪の診療 実践ガイド

好評

改訂第2版

カラーアトラス
爪の診療実践ガイド
改訂第2版
編集 ● 安木良博 (佐賀記念病院／昭和大学)
田村敦志 (伊勢崎市民病院)
全日本病院出版会

編集 安木良博 (佐賀記念病院／昭和大学)
田村敦志 (伊勢崎市民病院)

2021年6月発行　B5判　274頁
定価7,920円(本体7,200円＋税)

さらに詳しくはこちら！

大好評書籍の改訂版がボリュームアップして登場！

爪の解剖や年代別特徴などの基礎知識から、画像診断、各疾患の治療法まで多数の臨床写真をもとに詳説。
特に過彎曲爪の保存的治療、薬剤による爪障害、生検の仕方を含めた爪部の病理組織、麻酔・駆血法についての新項目を加え、各分野のエキスパートが症例写真・文献・最新知見の追加等を行いました！基礎から実践まで徹底網羅した、爪診療に携わるすべての方必読の一書です！

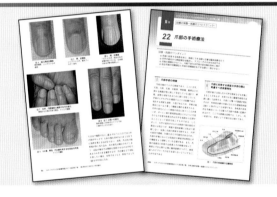

目次

全日本病院出版会
www.zenniti.com
〒113-0033 東京都文京区本郷3-16-4　Tel：03-5689-5989
Fax：03-5689-8030

PEPARS No.210：73-83, 2024

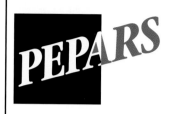

◆特集／今すぐ始めるリンパ浮腫治療

治 療

リンパ管静脈吻合術(LVA)を成功させるために必要な静脈機能評価

佐久間　恒*

Key Words：リンパ浮腫(lymphedema)，リンパ管静脈吻合術(lymphaticovenous anastomosis；LVA)，下肢静脈機能 (lower extremity venous function)，穿通静脈(perforating vein)，不全穿通静脈(incompetent perforating vein；IPV)

Abstract 　下肢リンパ浮腫に対するリンパ管静脈吻合術(LVA)を成功させるためには，リンパ液を環流させる下肢静脈の特性を理解し，静脈機能異常合併の有無について正確に把握した上で治療戦略を練る必要がある．LVAの際に用いる吻合静脈の候補としては，方向性の明確な伏在静脈の分枝を優先的に選択し，リンパ液の流量や静脈圧を考慮すると，末梢より中枢側で吻合を設定する方が長期的な開存が期待できる．しかしながら，表在静脈弁不全に対する治療を併用する場合は伏在静脈への還流路が断たれるため，真皮直下の細い皮静脈を吻合静脈として使用し，穿通静脈を経て深部静脈へと還流させるなどの配慮が必要である．

はじめに

　下肢リンパ浮腫の慢性期においては，集合リンパ管の平滑筋機能の低下によるリンパ駆出能の低下に加えてしばしば下肢静脈圧亢進を伴うことがある．したがってリンパ管静脈吻合術(LVA)を成功させるためには，うっ滞したリンパ管の評価のみならず，リンパ液産生およびLVA後の静脈還流に影響を与える下肢静脈についても可能な限り正確に把握しておく必要がある．

　本稿では下肢静脈系のなかでも臨床的に重要な表在静脈および穿通静脈の解剖学的特性や静脈機能について概説し，実際の症例を提示しながら静脈機能を考慮したリンパ浮腫の治療戦略について詳述する．

下肢静脈系の解剖

　末梢静脈系は表在静脈(superficial vein)，深部静脈(deep vein)，表在静脈と深部静脈をつなぐ穿通静脈(perforating vein)からなり，それぞれ血液が末梢から中枢へ，表層から深層へ流れるように弁構造を有する(図1)．

① 大伏在静脈(great saphenous vein；GSV)

　足背内側から起始し，下腿および大腿内側皮下を上行し，鼠径部の伏在裂孔(卵円窩)から筋膜下に入り，大伏在静脈大腿静脈接合部(saphenofemoral junction；SFJ)で総大腿静脈に流入する最長の表在静脈である．下腿では下腿前静脈(anterior branch of saphenous vein)と後弓状静脈(posterior arch vein)が，大腿では副伏在静脈である前外側枝と後内側枝(anterior & posterior accessory saphenous vein)が合流する[1)2)]．

② 小伏在静脈(small saphenous vein；SSV)

　足背外側から起こり下腿後面を上行する表在静

＊ Hisashi SAKUMA，〒272-8513　市川市菅野 5-11-13　東京歯科大学市川総合病院形成外科，診療部長

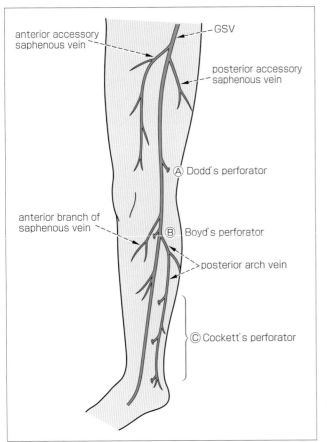

図 1.
主な下肢表在静脈および穿通静脈の解剖シェーマ

脈で，下腿中部で筋膜下に入り膝窩部にて膝窩静脈に流入する．しかし，伏在膝窩静脈接合部（saphenopopliteal junction；SPJ）や筋膜を貫く部位については多くのバリエーションがあるとされている[3]．

③ 穿通静脈（perforating veins；PV）

表在静脈系から深部静脈系に血液を環流する静脈を穿通静脈と称し，大腿，下腿には合計 90 本程度の穿通静脈が存在すると言われており[4]，一般的には静脈弁によって表在から深部に向かっている．穿通静脈は表在静脈系と深部静脈系を直接連絡する直接穿通枝（direct perforator）と筋内静脈を介して両静脈系を連絡する間接穿通枝（indirect perforator）に大きく分けられる．後者は解剖学的位置が一定で，比較的太く，代表なものとして，大伏在静脈本幹と直接つながる intermediate medial perforating veins（IMPV）である Dodd 穿通枝[5]や Boyd 穿通枝[6]，そして大伏在静脈本幹と

直接交通せず分枝である後弓状静脈とつながる posterior medial perforating veins（PMPV）である Cockett 穿通枝などがある[7]．Cockett 穿通枝は下腿下 1/2 に通常 3 本存在し，中でも 2 番目のものは腓腹筋またはヒラメ筋の前方を通り，その弁不全によりしばしば静脈瘤やうっ滞性潰瘍の一因となるため臨床的に重要である．

下肢静脈機能評価

下肢静脈性疾患の重症度検査として空気容積脈波検査（air plethysmography；APG）があり，この検査から得られる定量的静脈逆流量（venous filling index；VFI）と重症度には相関が認められ，無侵襲に下肢全体の静脈閉塞，逆流，筋ポンプ機能を定量的に評価できる点で静脈機能評価法として有用であるが[8]，やや煩雑で時間もかかるのに加えて，個々の血管の評価は困難なことから，現在はベッドサイドで簡便に施行可能な超音波検査

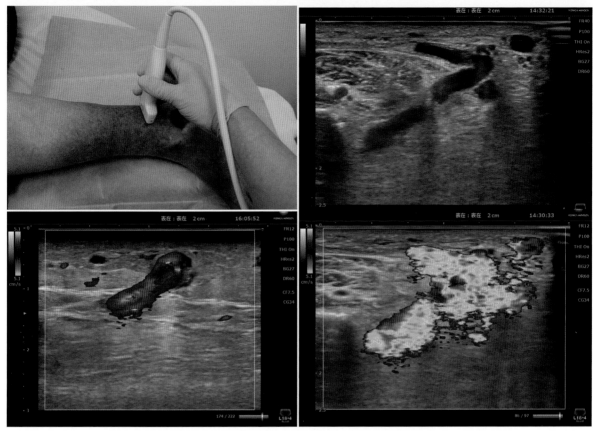

図 2. 超音波診断装置による下腿不全穿通静脈の精査
GSV 後方にプローベを当てながら深筋膜を貫く穿通枝を同定し，カラードップラー
モードにて逆流もしくはモザイク状の乱流を認める場合は IPV を疑う．

で診断することが一般的となっている．

● 表在静脈弁不全の精査

　まず静脈疾患のスクリーニングとして 7.5〜12.5 MHz，カラー・パルスドップラー機能を有する超音波診断装置を用いて立位にて表在静脈の超音波検査を行う．リニア型プローベを使用し，ミルキング（用手的下腿または足部圧迫）を併用しながら適宜 B モードとカラー・パルスドップラーモードを切り替えて GSV および SSV から深部静脈への接合部である SFJ・SPJ の弁不全に伴う逆流の有無を調べる（流速レンジは 10〜15 cm/秒に設定）．

● 不全穿通静脈の精査

　不全穿通静脈（incompetent perforating vein；IPV）とは穿通枝の径が 3.5 mm 以上，立位での逆流負荷試験で逆流時間が 0.5 秒以上と定義されている[9]が，微小動静脈瘻（micro-arteriovenous fis-

tula；mAVF）を伴い流量が多い場合には 3.5 mm 未満でも明らかに逆流をきたしていることがある[10]．また表在静脈や深部静脈のように長軸方向に走行せず，伏在静脈本幹と直接大きな交通がなく流量の少ない下腿不全穿通枝の逆流の正確な評価は容易ではない．特に重症のうっ滞性皮膚病変を合併している場合は，血管床の静脈圧がもともと高くなっている場合があるため，仰臥位にて患肢を挙上して下肢静脈圧を一旦下げた後，右手で膝窩静脈を持続的に圧迫しながら観察すると IPV が検出しやすい[11]．

　実際には，まず下腿遠位において GSV を同定したのち，GSV に沿ってプローベを上行させながらカラードップラーモードで Boyd および Dodd 穿通枝の逆流の有無を確認する（図2）．Cockett 穿通枝は GSV 本幹に沿っていないため，GSV 後方にプローベをずらしながら探索し，足底部をミル

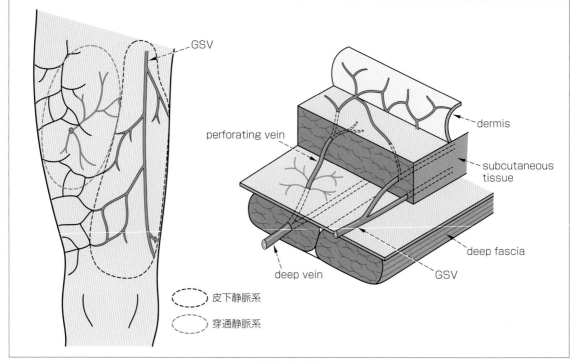

図 3. 下肢皮静脈の解剖シェーマ
下肢の皮静脈は真皮直下から皮下浅層にかけて網状に分布したのち，GSV・SSV などを含む
皮下組織中層から深層を走行する皮下静脈系と，穿通静脈または穿通動静脈など深部静脈と
直接交通する穿通静脈系の 2 系統に流入する．

キングした瞬間に穿通枝に逆流もしくはモザイク状の乱流を認める場合は IPV を疑う．

・LVA に適切な吻合静脈の精査

LVA に適切な径 0.7～1.5 mm の吻合静脈を探索するためには 18 MHz 以上の高周波超音波診断装置の使用が望ましい．下肢の皮静脈は真皮直下から皮下浅層にかけて網状に分布したのち，GSV・SSV などを含む皮下組織中層から深層を走行する皮下静脈系と，穿通静脈または穿通動静脈など深部静脈と直接交通する穿通静脈系の 2 系統に流入する[12]（図 3）．前者は大腿外側・後面や下腿外側に多く，0.5 mm 前後の小口径で方向性が乏しいのに対して，後者は下腿内側から大腿内側にかけて分布し，0.7～1.5 mm と口径も大きく方向性を有しているのが特徴である．

静脈機能を考慮したリンパ浮腫に対する治療戦略

下肢の静脈圧は，右心房から足までの血液柱の重さに関連する静水力学的コンポーネントと，脚の骨格筋の収縮によって生成される圧力と毛細血管網内の圧力に関連する流体力学的コンポーネントによって決まる[13]．どちらのコンポーネントも静脈弁の作用に大きく影響され，骨格筋の活動がない立位では，下肢の静脈圧は静水圧成分と毛細血管の流れによって決まり，80～90 mmHg に達することがある．歩行時のように骨格筋が収縮すると，下肢深部静脈内圧が一過性に上昇するが，正常な静脈弁により深部静脈系と表在静脈系を空にし，静脈圧を通常 20～30 mmHg 未満に低下させる[13]（図 4）．非常に小さな脚の動きでも，重要なポンプ作用が得られる一方で，適切な弁が存在しない場合は脚の動きに伴う運動時静脈圧の低下が減衰し，60～70 mmHg 程度までしか低下しない[9)14]．伊藤らは，1 次性伏在静脈瘤患者に対して高位結紮術を施行したところ，運動時下肢静脈圧が術前と比較して有意に低下したと報告している[14]．また，穿通静脈の弁機能が低下すると，腓腹筋などの収縮によって深部静脈に発生した高圧

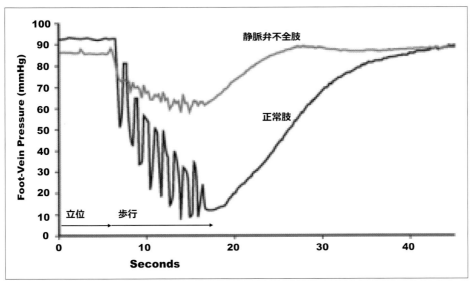

図 4. 下肢静脈圧を下げる筋静脈ポンプの作用
長時間立位では，静脈弁不全肢と正常肢ともに足の静脈圧が約 90 mmHg まで上昇する．歩行中は，筋静脈ポンプにより正常肢では下肢静脈圧が急速に低下するが，静脈弁不全肢では十分に低下しない．

（文献 15 より改変）

が表在静脈や皮膚の微小血管に伝わり，毛細血管や毛細リンパ管などの微小循環系にも影響を与えることがわかっている[13)15)]．

Unno ら[16)]は，坐位での下肢集合リンパ管のリンパ駆出圧は健常者で平均 29.3 mmHg であるのに対して，リンパ浮腫肢においては平均 13.2 mmHg まで低下すると報告している．したがって，リンパ液のうっ滞によりリンパ管内圧が静脈圧を上回る状況では，LVA により一時的なリンパドレナージ効果が得られるものの，リンパ管壁平滑筋の変性によりリンパ駆出圧が低下し，かつ表在静脈弁不全や IPV など下肢静脈圧亢進を合併している状況では，リンパ内圧より静脈圧が上回る機会が増えることにより，血液逆流による吻合部閉塞や浮腫増悪のリスクが高まる．また静脈機能が正常でも長時間患肢を下垂した状態では同様のことが起こり得る．さらに下肢静脈圧亢進を合併している場合は，末梢でのリンパ産生が亢進することによりリンパ管への overload をきたし，浮腫のさらなる悪化が懸念される．

下肢静脈圧亢進を合併しているリンパ浮腫，いわゆる phlebolymphedema に対する治療としては，静脈圧亢進に伴う high-volume insufficiency

の病態に対して血管治療を行うことでリンパ管へのoverload を軽減させるとともに，運動時静脈圧を下げることにより，併行して行う LVA によるドレナージ効果を高め，中長期的な吻合部開存を維持していくことにもつながるのではないかと考えられる（図 5，6）．

表在静脈弁不全に対する治療の詳細については成書に譲るが，主に半導体レーザーによる血管内レーザー焼灼術（endovenous laser ablation；EVLA）[17)]やシアノアクリレート系接着材であるVenaSeal[TM]による血管内治療（cyanoacrylate closure；CAC）[18)]などが保険適用となっており，現在広く普及している．不全穿通静脈に対する治療としては，直上小切開下での結紮切離や内視鏡下筋膜下不全穿通枝切離術（subfascial endoscopic perforator surgery；SEPS）[19)]，エコーガイド下硬化療法（ultrasound-guided sclerotherapy；UGS）[20)]などがあるが，直上にうっ滞性潰瘍がない場合は，短時間かつ確実に行える直上小切開下での IPV 結紮切離が有用である．要点としては，ルーペまたは手術顕微鏡下で術野を拡大しながらマイクロ鑷子で直接静脈の逆流の有無を確認した上で，可能な限り深筋膜寄りの深部で結紮処理を

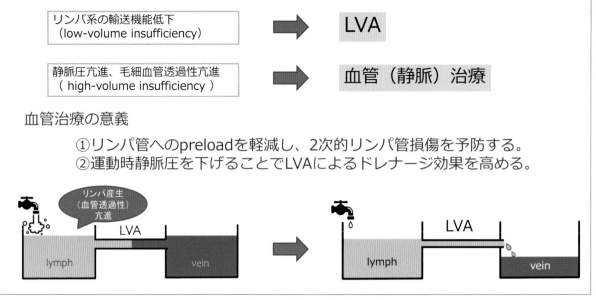

図 5. Phlebolymphedema に対する治療の考え方

リンパ系の輸送機能低下に対しては LVA によるリンパ還流路の再建を行い，静脈圧亢進に伴う high-volume insufficiency の病態に対しては血管治療を行うことでリンパ管への overload によるさらなるリンパ管損傷を軽減するのみならず，運動時静脈圧を下げることで LVA によるドレナージ効果を高めていく．

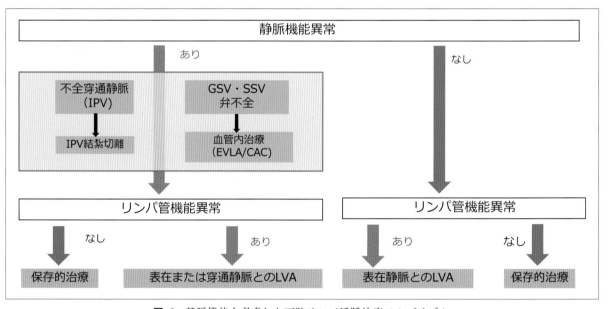

図 6. 静脈機能を考慮した下肢リンパ浮腫治療アルゴリズム

静脈機能低下の有無を適切に評価した上で，下肢静脈圧亢進を合併している場合は LVA と同時または先行して静脈治療を行うが，LVA の際には静脈還流路をしっかり確保する配慮が必要である．

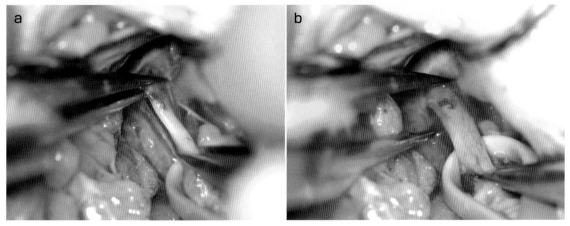

図 7. 不全穿通静脈の確認方法
a：顕微鏡下に左側のマイクロ鑷子で深部からの血流を遮断し，右側の鑷子で血液を末梢側に押し出す．
b：右側の鑷子でクランプしたまま，左側の鑷子を開放して深部静脈からの逆流の有無を確認する．

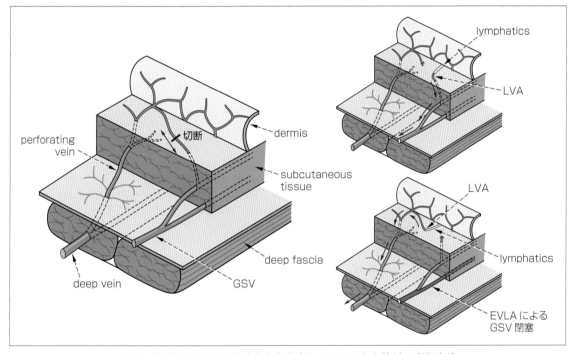

図 8. 静脈還流および静脈治療を考慮した LVA 吻合静脈の選択方法
a：明らかな表在静脈の弁不全がない場合．静脈弁を有し，かつ方向性の明確な GSV・SSV の分枝を優先的に選択する
b：表在静脈の弁不全に対する治療を併用する場合，GSV への還流路が断たれるため，真皮直下の細い皮静脈を吻合静脈として使用し，穿通静脈を経て深部静脈へと還流させる．

行うことが，残存する分枝への逆流による再発を最小限にするために重要である（図7）．

LVA の際に用いる吻合静脈の候補としては，静脈弁を有し，かつ方向性の明確な GSV・SSV の分枝を優先的に選択し，リンパ液の流量や静脈圧を考慮すると，末梢より中枢側で吻合を設定する方が長期的な開存が期待できる．しかしながら，表在静脈弁不全に対する治療を併用する場合はGSV への還流路が断たれるため，真皮直下の細い皮静脈を吻合静脈として使用し，穿通静脈を経て深部静脈へと還流させるなどの配慮が必要である（図8）．

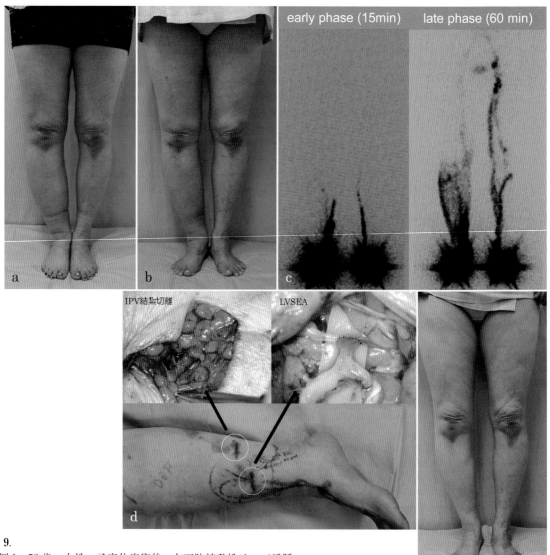

early phase (15min)　late phase (60 min)

IPV結紮切離　　　LVSEA

図 9.
症例 1：58 歳，女性．子宮体癌術後，右下肢続発性リンパ浮腫
　a：初診時
　b：圧迫療法後
　c：術前リンパシンチグラフィでは大腿部リンパ管の描出不良で，下腿に DBF
　　（dermal backflow）を認める．
　d：下腿の DBF の遠位で LVSEA（lymphaticovenous side-to-end anastomosis）を
　　施行し，Cockett 穿通枝の IPV に対して結紮切離術を施行した．
　e：術後 1 年の状態．足首から下腿にかけての浮腫が劇的に改善している．

代表症例

症例 1：58 歳，女性．子宮体癌術後，右下肢続発性リンパ浮腫（図 9）

　術前リンパシンチグラフィでは大腿部リンパ管の描出不良で，下腿に DBF（dermal backflow）を認め，下肢超音波では Cockett 穿通枝に著明な逆流を認めたため，下腿の DBF の遠位で LVSEA（lymphaticovenous side-to-end anastomosis）を施行し，Cockett 穿通枝の IPV に対して結紮切離術を施行した．術直後より下腿遠位の浮腫が軽減し，術後 1 年経過してもなお足首から下腿にかけて浮腫の悪化を認めていない．

症例 2：58 歳，女性．子宮体癌術後，右下肢続発性リンパ浮腫（図 10）

　術前リンパシンチグラフィ Maegawa type Ⅲに

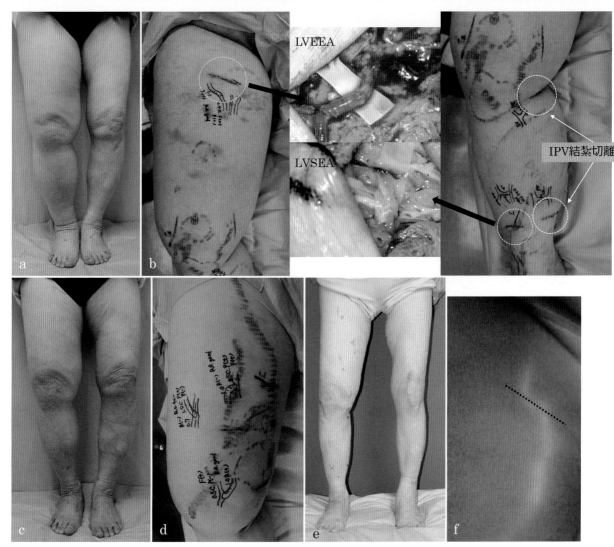

図 10. 症例2：58歳，女性．子宮体癌術後，右下肢続発性リンパ浮腫

a：術前の状態

b：初回 LVA 時．大腿部では anterior accessory saphenous vein の分枝と LVEEA（lymphaticovenous end-to-end anastomosis）を，下腿では anterior branch of saphenous vein の分枝と LVSEA を行った．さらに Boyd 穿通枝と Cockett 穿通枝の IPV に対して結紮切離術を施行した．

c：術後6か月の状態．下腿浮腫は軽減したものの大腿部に硬性浮腫が残存している．

d：大腿部3か所において2回目の LVA（3か所すべて LVSEA）を施行した．

e：術後5年目の状態．ICG 蛍光造影による吻合部評価を行い，大腿近位内側部のみ開存を確認した（開存率20％）．

f：ICG 蛍光造影による大腿内側部の吻合部開存所見．リンパ管の律動的収縮が残存しており，良好な開存が確認された．

対して，大腿部および下腿部において LVA を施行した．大腿部では anterior accessory saphenous vein の分枝と LVEEA（lymphaticovenous end-to-end anastomosis）を，下腿では anterior branch of saphenous vein の分枝と LVSEA を行った．さらに術前下肢超音波検査で Boyd 穿通枝と Cockett 穿通枝の IPV を強く疑ったため，小切開下に深部静脈からの逆流を直視下に確認したのち結紮切離術を施行した．下腿浮腫は著明に軽減したものの大腿部の硬性浮腫が残存したため，追加 LVA を施行した．術後5年目の ICG 蛍光造影による開存評価では大腿近位部のみ開存が確認できたものの残りの4か所は非開存であった（開存率20％）．

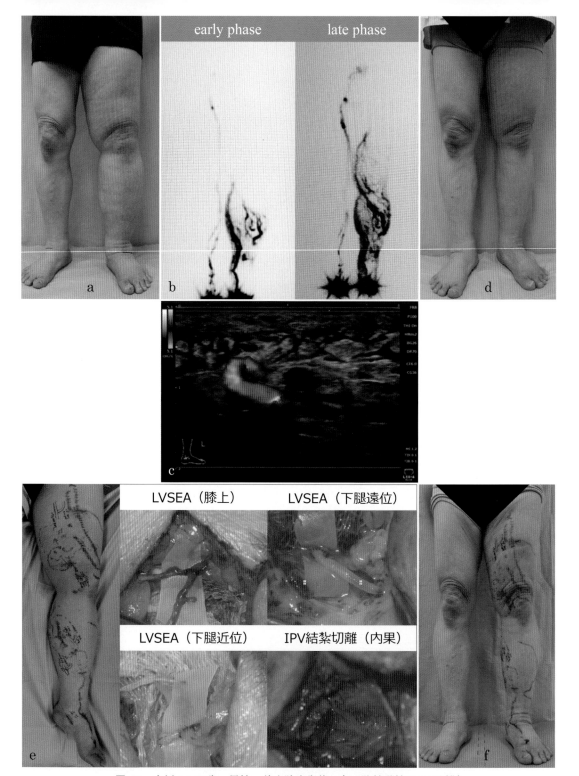

図 11. 症例 3：72 歳，男性．前立腺癌術後，左下肢続発性リンパ浮腫

a：初診時の状態．全体的に紅潮し，著明な硬性浮腫を認める．

b：術前のリンパシンチグラフィでは下腿の集合リンパ管は拡張蛇行し，下腿を中心
　に DBF を認める．

c：下肢超音波検査では GSV の弁不全および Cockett 穿通枝の逆流を認めたため，
　LVA に先行して左下肢 GSV の弁不全に対して EVLA を施行した．

d：EVLA 後 3 か月の状態

e：下肢の軟化を認めたため，LVA（大腿 LVSEA×2，下腿 LVSEA×2）および内果
　部の IPV に対して結紮切離術を施行した．

f：術後 2 週目の状態

症例3：72歳，男性．前立腺癌術後，左下肢続発性リンパ浮腫（図11）

下肢全体が好調し著明な硬性浮腫を認め，下肢超音波検査ではGSVのSFJでの弁不全による逆流とCockett穿通枝の逆流を認めたため，LVAに先行してGSVに対するEVLAを施行した．EVLAにより患肢の軟化が得られたため，LVA（大腿LVSEA2か所，下腿LVSEA2か所）および内果部のIPVに対して結紮切離術を施行し，浮腫のさらなる改善を認めた．

おわりに

下肢リンパ浮腫に対するLVAを成功させるためには，リンパ管機能のみに固執せず，リンパ還流路となる静脈機能についてもしっかり把握した上で，その病態に応じて治療戦略を練ることが大切である．

参考文献

1) 金子丑之助原著，金子勝治，穐田真澄改訂：静脈．日本 人体解剖学 下巻，循環器系・内臓学・感覚器．141-184，南山堂，2000.

2) Thomson, H.：The surgical anatomy of the superficial and perforating veins of the lower limb. Ann R Coll Surg Engl. **61**：198-205, 1979.

3) Moosman, D. A., et al.：The surgical significance of the subfascial course of the lesser saphenous vein. Surg Gynecol Obstet. **118**：761-766, 1964.

4) 小櫃由樹生：【静脈疾患 新たなる展開】解剖．脈管学．**49**：195-200，2009.

5) Dodd, H., et al.：Diagnosis of varicose veins. In：The pathology and surgery of the veins of the lower limb. Churchill Livingstone, 1956.

6) Boyd, A. M., et al.：The logical management of chronic ulcers of the leg. Angiology. **3**：207-215, 1952.

7) Cockett, F. B., et al.：The ankle blow-out syndrome：a new approach to the varicose ulcer problem. Lancet. **1**：17-23, 1953.

8) Criado, E., et al.：The role of air plethysmography in the diagnosis of chronic venous insufficiency. J Vasc Surg. **24**(4)：660-670, 1998.

9) Gloviczki, P., et al.：Society for Vascular Surgery；American Venous Forum. The care of patients with varicose veins and associated chronic venous diseases：clinical practice guidelines of the Society for Vascular Surgery and the American Venous Forum. J Vasc Surg. **53**(5 Suppl)：2S-48S, 2011.

10) 佐久間 恒ほか：【リンパ浮腫に対する最新研究と治療戦略】静脈機能評価を加えた下肢リンパ浮腫治療戦略 特に微小動静脈瘻を伴う難治性リンパ浮腫について．リンパ学．**44**(1)：32-35，2021.

11) 草川 均ほか：【レーザー普及後の下肢静脈瘤治療】不全穿通枝に対する治療戦略．形成外科．**59**(2)：149-156，2016.

12) 関 真：【下肢静脈瘤の診断と治療】下肢の静脈の解剖 皮静脈を中心に．MB Derma. **89**：1-6，2004.

13) Bergan, J. J., et al.：Chronic venous disease. N Engl J Med. **355**(5)：488-498, 2006.

14) 伊藤孝明ほか：下肢静脈肢における高位結紮前後の下肢静脈圧の変化について．皮膚．**37**：671-676，1995.

15) Coleridge Smith, P. D.：The microcirculation in venous hypertension. Vasc Med. **2**(3)：203-213, 1997.

16) Unno, N., et al.：A novel method of measuring human lymphatic pumping using indocyanine green fluorescence lymphography. J Vasc Surg. **52**(4)：946-952, 2010.

17) Navarro, L., et al.：Endovenous laser：a new minimally invasive method of treatment for varicose veins-preliminary observations using an 810 nm diode laser. Dermatol Surg. **27**：117-122, 2001.

18) Proebstle, T. M., et al.：The European multicenter cohort study on cyanoacrylate embolization of refluxing great saphenous veins. J Vasc Surg Venous Lymphat Disord. **3**(1)：2-7, 2015.

19) Nelzén, O., et al.：True long-term healing and recurrence of venous leg ulcers following SEPS combined with superficial venous surgery：a prospective study. Eur J Vasc Endovasc Surg. **34**(5)：605-612, 2007.

20) Myers, K. A., et al.：Outcome of ultrasound-guided sclerotherapy for varicose veins：medium-term results assessed by ultrasound surveillance. Eur J Vasc Endovasc Surg. **33**(1)：116-121, 2007.

PEPARS No.210：84-89, 2024

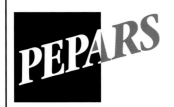

◆特集／今すぐ始めるリンパ浮腫治療

治 療
トリアムシノロンアセトニド（ケナコルト®-A）のリンパ浮腫への応用

堀 直博*

Key Words：リンパ浮腫(lymphedema)，ケナコルト®-A(kenacort)，Rigottomy

Abstract リンパ浮腫においては皮下組織変性により膨隆部位や硬度部位が出現し，複合的治療や手術治療でも改善しにくい場合もある．そのような部位に対する治療として筆者はトリアムシノロンアセトニド（ケナコルト®-A）局注による治療を行っているのでその経験につき報告する．

はじめに

　リンパ浮腫の進行に伴い皮下組織の変性が進み膨隆・硬度が増す部位（以下，高硬度部位）が出現する．この部位は"痛み"，"張り感"，"だるさ"を伴う慢性炎症状態と言え，急性炎症性変化(acuteinflammatory episodes；AIE)[1)2)]を起こしやすいだけでなく複合的治療を行う上での妨げとなったりすることもある．また，リンパ管細静脈吻合や血管柄付きリンパ節移植などのリンパ流再建手術でもなかなか改善しにくい場合もある．

　筆者はこのような部位にトリアムシノロンアセトニド（ケナコルト®-A）局注による治療を行っているので報告する．

方 法

　ケナコルト® 0.5〜1 mL(5〜10 mg)をE入りキシロカイン5〜10 mLで希釈する．対象の部位をつまみ上げるようにして細い注射針（主に26 G針）を使用して皮下脂肪層に少しずつ注入し，マッサージして拡散させる．硬い線維性組織に当たった場合は注射針でRigottomy(Subcision)を適宜行いながら深部にも注入し同様に行う．皮膚の白色化に拡散状況を確認し，さらに強い力で圧迫したり，つまみ上げるように強めにマッサージを行う．場合により太い注射針でのRigottomy(Subcision)も追加する．

　複数か所施行する場合も同様に行うが，ケナコルト®-A使用総量は1 mL(10 mg)以内となるようにしている．

　その後は患者自身によるマッサージを約1か月行うよう指導する．

　同じ部位であれば3か月以上，別部位であれば2週間以上の間隔をあけて投与量を調節しながら追加治療を行う．

* Naohiro HORI, 〒485-8520 小牧市常普請1丁目20 小牧市民病院形成外科，部長

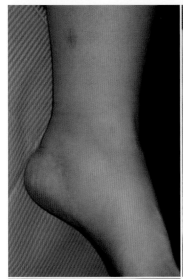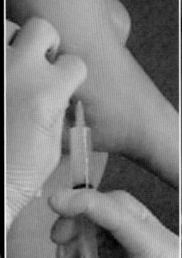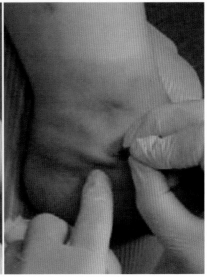
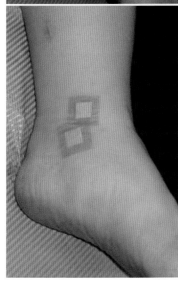

a | b | c
d |

図 1.
a：治療前．内果後方に膨隆・硬度部位
b：硬い部位をつまみ上げながら本法施行中
c：23 G 針による Rigottomy
d：本法施行直後．膨隆・硬度の改善を認める．

結　果

　2020 年 10 月〜2023 年 11 月　97 例（上肢：65
例，下肢：37 肢（両側 5 例），外陰部：1 例）に，延
べ 592 回，1,607 か所に行った．

　全例で治療直後より組織の軟化が認められ，硬
度再発を認める例もあるものの治療前より改善効
果が得られている．下肢重症例 4 例で数日から 1
週間ほどの局注部からのリンパ漏，そのうち 2 例
で皮膚の菲薄化・水疱形成，6 例で局注後 1 週〜1
か月後に蜂窩織炎を発症した（2 例で初発）．

　最多施行回数は18回であるが現在のところ，ス
テロイド投与に伴う全身的な合併症は認めていな
い．重症リンパ浮腫の 2 例，局注後蜂窩織炎初発
の 1 例で本人の希望により本治療を終了・中断し
ている．

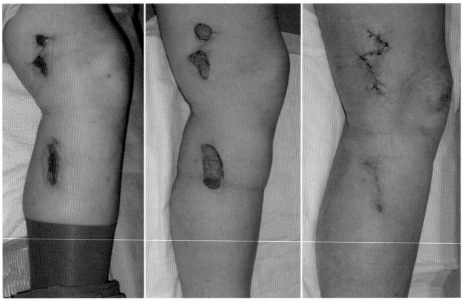

a | b | c

図 2. 症例 1
　a：ケナコルト®-A 局注治療前．3 か所の肥厚性瘢痕
　b：ケナコルト®-A 局注後 4 か月．肥厚性瘢痕の扁平化，周囲の浮腫軽減が認められる．
　c：2 回目の瘢痕切除＋LVA 術後．膝関節周囲の浮腫の軽減を認める．

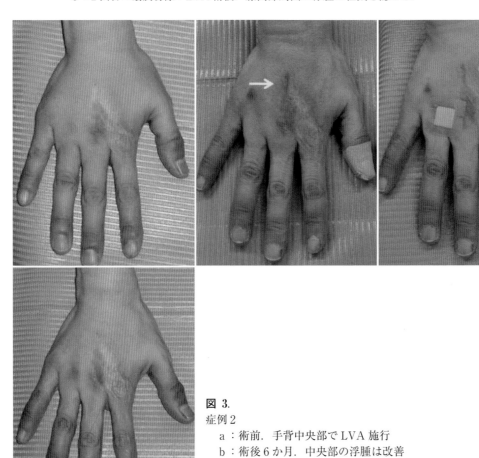

a | b | c
d |

図 3.
症例 2
　a：術前．手背中央部で LVA 施行
　b：術後 6 か月．中央部の浮腫は改善
　c：残存部に本法施行直後
　d：本法 2 回施行後 1 年

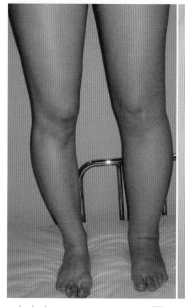
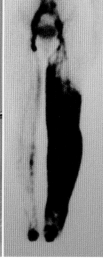
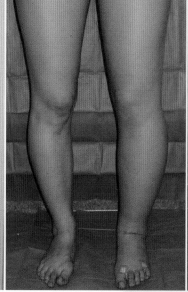
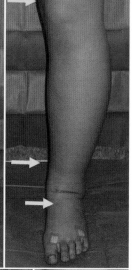

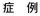

図 4.
症例 3
　a：初診時
　b：リンパシンチ所見
　c：手術時．本方法 2 回施行後 3 か月後
　d：3 か所で LVA 施行
　e：術後 3 か月
　f：術後 1 年．術後本法を 2 回施行している．

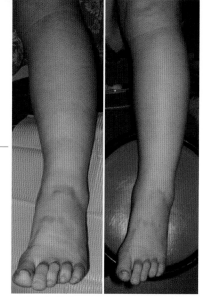

症　例

　症例 1：78 歳，男性．膀胱がんにてリンパ節郭清＋放射線治療後の左下肢リンパ浮腫（図 2）

　本治療のきっかけとなった症例である．

　足背ではリンパ管細静脈吻合（LVA）可能であったが，下腿内側，膝内側では皮下組織の線維化・瘢痕化が強くリンパ管が見つけられず LVA は断念した．浮腫は少しは改善したものの術創部が肥厚性瘢痕化し痛み・かゆみを伴うようになったためケナコルト®-A 局注を施行．肥厚性瘢痕の扁平化・症状軽減だけでなく周囲皮膚・皮下組織の軟化も得られ，膝関節周囲の浮腫・動きやすさも改善し，2 回に分けて瘢痕切除術施行したが手術時には皮下線維組織軟化により剥離が容易でリンパ管も同定でき LVA も施行可能であった．

　症例 2：42 歳，女性．右上肢リンパ浮腫にて他院で LVA 施行されたが手背の浮腫が軽減せず治療を希望（図 3）

　最も硬度の強い手背中央部で LVA 施行したが

さらなる改善を希望にて本方法を 2 回施行した．満足の得られる手背のコンツールとなり，これ以上の追加治療は希望されていない．

　症例 3：34 歳，女性．数か月前よりの左下肢の突発性リンパ浮腫（図 4）

　リンパシンチにて左膝レベルでのリンパ管狭窄・閉塞で複合的治療施行するも症状は進行したため紹介受診．本人の手術に対する抵抗感もあり本方法を足関節，膝関節周囲に 2 回施行．動きやすさは改善し，手術に対する抵抗感も薄らぎ，足背・膝関節内側上下で LVA 施行．

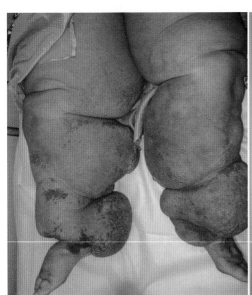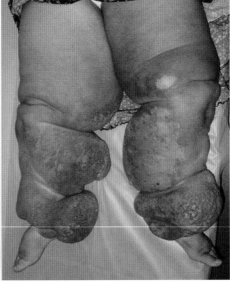

図 5.
症例 4
　a：治療前
　b：本法 2 回施行後
　　3 か月

症例 4：84 歳, 女性. 両側下肢リンパ浮腫 (図 5)

　40 年来の経過で象皮病変化であり, 侵襲の大きい手術は希望せず本方法を 2 回施行. ケナコルト®-A はやや多めに, Rigottomy は 19 G 針で多数か所で行った. 組織の軟化, 慢性炎症状態の改善などある程度の効果は得られた. しかし治療後の長引くリンパ漏の煩わしさから本人・家族の希望で本方法は一旦中止.

考 察

　リンパ浮腫の治療は, マッサージや圧迫療法などの複合的治療 (complete decongessive therapy；以下, CDT) と手術治療が主体である[3]. 後者ではリンパ流の再建としてリンパ管細静脈吻合 (lymphaticovenular anastomosis；LVA), 血管柄付きリンパ節移植術 (vascularized lymph node transfer；VLNT) が行われている[4]. しかし, 変性・増殖・肥大した組織に対しての効果は薄く, 減量・切除術や, 脂肪吸引手術が行われることもあるが, 侵襲も大きい上に残存リンパ流組織も破壊され再発・悪化の可能性があること, また保険診療上の問題もありその適応はなかなか難しい[5].

　また, 膨隆し硬くなってはいるが増大までは至っていない場合や, 手背手指・足背足趾・関節周囲といった皮下組織が薄い部位にいたっては治療自体もなかなか困難である.

　筆者はこのような硬度部位での LVA 手術を積極的に行っているが, その所見として異常増殖した線維組織が皮下組織を巻き込んでいる瘢痕拘縮状態となっており, この線維組織の切除, 分断などの拘縮解除により巻き込まれていたリンパ管や静脈, 動脈の出現・拡張・伸展が見られ, LVA ができなかった場合でも症状が緩和することを経験してきた.

　トリアムシノロンアセトニド (ケナコルト®-A) は様々な用途で使用されるステロイド薬であり, その作用機序については不明な点も多いが, 免疫疾患, アレルギー疾患, 炎症性疾患などの治療に応用され, 形成外科・皮膚科・整形外科領域ではケロイドや肥厚性瘢痕, 関節・腱周囲炎, ばね指, 手根管症候群などに使われている. ステロイドであるため一般的なステロイド投与による副作用に留意が必要なことに加えて局所注射投与に伴う組織の萎縮・脆弱化, 腱断裂などの特異的なものもある[6]~[8]. 高硬度部位でのケナコルト®-A の使用は慢性炎症状態に対する効果だけでなく副作用とされている組織萎縮効果を利用することとなり合目的的と言える.

　Rigottomy (Subcision) は針にて組織の癒着を剥離し, 切開線なしで組織を拡張する方法で主に乳房などへの脂肪注入時に行われるが[9][10], Percutaneous Aponeurotomy として瘢痕拘縮の解除にも

応用されており[11]，組織を分断させるということでこれも合目的的と思われ，この両者を組み合わせることはより効果的と考えられる．

本方法の利点として，

① 治療へのハードルも低く，低侵襲で外来で可能．

② 即効性で患者自身も組織の軟化効果を自覚しやすく，症状の改善だけでなく治療へのモチベーションアップにつながる．

③ 術前に使用することで線維組織の軟化による剝離操作がしやすくなり静脈，リンパ管を見つけやすくなる．

④ 術後にも残存硬度部位へ早期から使用することにより手術効果が高くなると思われる．

⑤ 減量手術の行いにくい部位(手，足，関節周囲など)にも適用可能．

欠点としては肥厚性瘢痕やケロイドなどに使用する場合より総投与量が多くなるため副作用にはより留意する必要があること，あくまでも対症療法であり症例によっては思うような効果が得られないことである．

現在まで同一患者に対する最多施行回数は18回，同じ部位への施行は5回，総投与量は3年間で120 mg である．しかし，治療ごとに範囲は縮小するため投与量も少なくなっており，また治療間隔も長くしており全身的な副作用は認めていない．また，Rigottomy は針の口径が太いほど効果的であると思われるが重症例では治療後のリンパ漏がかなり煩わしい問題となるため注意する必要がある．

治療後に発症した蜂窩織炎についてはステロイド投与に伴う免疫力低下の影響も否定できない．しかし局注部自体の症状は軽く，他の部位からの急性炎症性変化であったようであり，全体としての程度は治療前より軽度でかつ速やかに治癒していることもありリスクよりベネフィットの方が上回っていると考えられる．そして蜂窩織炎治癒後に急性炎症性変化となった部位は硬化するためその部位にも本法を行っているが特に問題とはなっていない．

硬度・膨隆の再発については蜂窩織炎だけでなくCOVID-19感染後の急速悪化も数例に認めており患者自身の感染対策・健康管理も重要であることを認識している．

適正使用量・使用間隔，本法による病理学的変化所見など，検討課題はまだまだあると思われるが，リンパ浮腫に対する数少ない薬物療法のうちの1つになり得ると思われ，今回の特集のテーマである"今すぐ始めるリンパ浮腫の治療"としては最もハードルが低く行いやすい治療となり得ると思われる．

参考文献

1) 原　尚子：【リンパ浮腫コントロール】急性炎症性変化(AIE)．MB Med Reha. **214**：52-61, 2017.

2) 北山晋也：【患者に寄り添うリンパ浮腫診療—診断と治療—】リンパ浮腫に伴う蜂窩織炎の病態と管理．PEPARS. **188**：79-86, 2022.

3) 厚生労働省：Ⅱ-3-⑪ リンパ浮腫の複合的治療等．中央社会保険医療協議会総会(第328回)議事次第．総1, pp192-194, 2016.

4) 光嶋　勲：リンパ浮腫のすべて　永井書店，2011

5) 山田　潔ほか：【患者に寄り添うリンパ浮腫診療—診断と治療—】リンパ浮腫の減量手術　PEPARS. **188**：61-71, 2022.

6) Houck, J. C., et al.：Proposed mode of action of corticosteroids on the connective tissue. Nature. **206**(980)：158-160, 1965.

7) Ketchum, L. D., et al.：The degradation of mature collagen：a laboratory study. Plast Reconstr Surg. **40**(1)：89-91, 1967.

8) Nanno, M., et al.：Flexor pollicis longus rupture in a trigger thumb after intrasheath triamcinolone injections：a case report with literature review. J Nippon Med Sch. **81**(4)：269-275, 2014.

9) Khouri, R. K., et al.：Megavolume autologous fat transfer：Part Ⅱ. Practice and techniques. Plast Reconstr Surg. **133**：1369-1377, 2014.

10) 武藤真由ほか：【実践 脂肪注入術—疾患治療から美容まで—】脂肪注入手技：基本手技とデバイス．PAPARS. **198**：34-40, 2023.

11) Khouri, R. K., et al：Percutaneous Aponeurotomy and Lipofilling：A Regenerative Alternative to Flap Reconstruction? Plast Reconst Surg. **132**：1280-1290, 2013.

編集顧問：栗原 邦弘　百束 比古　光嶋　勲
編集主幹：上 田 晃 一　大阪医科薬科大学教授
　　　　　大慈弥裕之　NPO 法人自由が丘アカデミー代表理事
　　　　　小 川　　令　日本医科大学教授

No. 210　編集企画：
　　塗　隆志　大阪医科薬科大学 准教授

PEPARS　No. 210

2024 年 6 月 15 日発行（毎月 1 回 15 日発行）

定価は表紙に表示してあります．

Printed in Japan

発行者　　末 定 広 光
発行所　　株式会社　**全日本病院出版会**
〒 113-0033 東京都文京区本郷 3 丁目 16 番 4 号
　　　　　電話（03）5689-5989　Fax（03）5689-8030
　　　　　郵便振替口座 00160-9-58753

印刷・製本　三報社印刷株式会社　　　　電話（03）3637-0005
広告取扱店　**株式会社文京メディカル**　電話（03）3817-8036